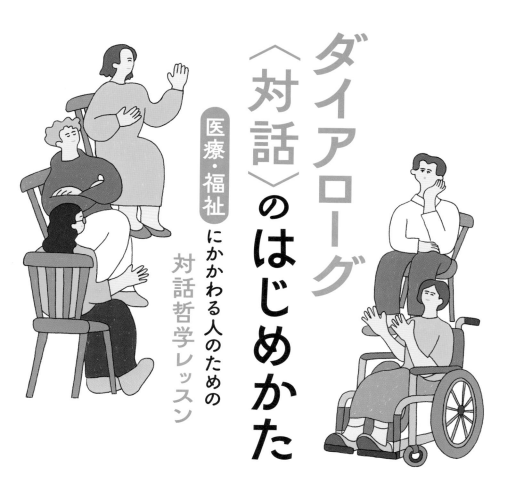

ダイアローグ〈対話〉のはじめかた

医療・福祉にかかわる人のための対話哲学レッスン

孫 大輔 著

医歯薬出版株式会社

● 執筆者紹介

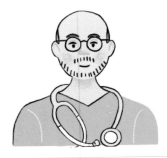

孫 大輔 （そん だいすけ）

鳥取大学医学部地域医療学講座 准教授
日本プライマリ・ケア連合学会 家庭医療専門医
日本専門医機構認定 総合診療専門医

1976年佐賀県生まれ．東京大学医学部卒業．同大学院医学系研究科博士課程修了．東京大学大学院講師，鳥取大学医学部講師などを経て現職．2010年より地域における対話活動を実践．市民・患者と医療者の対話「みんくるカフェ」，オープンダイアローグを応用した市民の心配ごとをめぐる対話「まちけんダイアローグ」などを主宰．2017年オープンダイアローグ発祥の地であるフィンランド・ケロプダス病院での研修に参加．現在は鳥取にて地域医療とウェルビーイングに関する活動を続けている．著書に『対話する医療：人間全体を診て癒すために』（さくら舎），共著に『臨床と宗教：死に臨む患者へのスピリチュアルケア』（南山堂），『医療とケアの現象学：当事者の経験に迫る質的研究アプローチ』（ナカニシヤ出版）などがある．

This book is originally published in Japanese
under the title of：

DIALOGUE 〈TAIWA〉 NO HAJIMEKATA
IRYOU・FUKUSHI NI KAKAWARU HITONOTAMENO TAIWA TETSUGAKU LESSON
(How to Start Dialogues for People Involved in Medical Care and Welfare)

SON, DAISUKE
  Department of community-based family medicine,
  Faculty of Medicine, Tottori University

©2024 1st ed.

ISHIYAKU PUBLISHERS, INC.
  7-10, Honkomagome 1 chome, Bunkyo-ku,
  Tokyo 113-8612, Japan

はじめに

　「対話」について，皆さんはどのようなイメージをもっておられるでしょうか．会話と対話，コミュニケーションはどのような違いがあるのでしょうか．この本では，対話に関する基本的なことから，医療福祉や対人支援にかかわる専門職に役立ててもらえるような対話の作法や進め方，また具体的な実践例などを説明します．しかし，この本で説明している内容は，あくまで私の考えていることや，私のやり方なので，それが唯一の答えではないということを前置きしておきたいと思います．

　会話と違い，対話にはある程度の哲学や理念が含まれています．実際に，哲学の世界では「対話」という言葉には特別な意味が込められており，「哲学対話」という実践もあります．会話と対話の違いについて考えてみると，「会話」は他者との日常的な言葉のやりとりであり，とくに目的をもたないこともあり，楽しみや遊びの文脈でなされることも多くあります．それに比べて「対話」というのは，古くは古代ギリシャのソクラテスにまでさかのぼる行為であり，他者との言語や論理のやりとりを通して深い洞察や知恵に至る方法なのです．しかしながら，後ほど説明するように，このソクラテス的な意味での対話以外にも，さまざまな考え方が存在します．たとえば，対話の目的は他者との合意形成や他者理解という考え方もありますし，ミハイル・バフチンの哲学で出てくるように，「対話の目的は対話そのもの」であるという考え方もあります．

　対話とコミュニケーションについてはどうでしょうか．対話はコミュニケーションの一部と考えられるかもしれませんが，私は少し違う

イメージをもっています.「コミュニケーション」という言葉もさまざまな意味で用いられている言葉ですが,共通するものは「意思の疎通」や「心や気持ちの通い合い」ということだと思います.つまりは,言語や言語以外のものを使って複数の人がお互いに意思疎通をすることをさしています.一方,「対話」の場合は,複数の人の間で何かが起こるというのは同じなのですが,むしろお互いの「差異」が重視されます(後ほど,「ポリフォニー」という考え方を紹介します).また,言語的なやりとり以上に,他者へのまなざしや,少しむずかしい言葉で言うと「他者存在の了解可能性」といったことが主題になる行為だと,私は考えています.コミュニケーションの場合,コミュニケーションスキルを上げるとか,能力主義的な考えが通用しますが,対話の場合,スキルを上げるという考え方はそぐわないと私は考えます.対話において重要なのは技能や能力ではなく,「あり方(way of being)」であるからです.

　対話には他者が必要です.それは他者という存在に飽くなき関心をもつときにはじまります.例えるならば,完全な謎に満ちた見たこともないような世界を覗き見るようなあり方です.人間存在はとても謎に満ちています.人間という存在の本質は,自己であれ他者であれ,決して理解し尽くすということはありえぬものでしょう.

　哲学者のエマニュエル・レヴィナスは,「他者」という存在について非常に興味深いことを言っています.「他者とは常に自己の理解を超えたもの」であると言うのです.しかし,レヴィナスは他者を理解するのがまったく不可能だと主張したのではないのだろうと思います.おそらく彼の主張は,相手をわたし(自己)の認識枠組みに包括するような理解の仕方は,本当の他者理解とは異なるのだということです.自己の理解に簡単に包括しえない他者だからこそ,対話によって問いかけたり,応答したりし続けることが重要であるとレヴィナスは考えたのです.

この本は，対人支援職を主な対象と想定して書かれたものですが，対話という行為自体はすべての人が実践していることです．すなわち，職種にかかわらず，どんな方に読んでもらっても何らかの役に立つのではないかと考えています．

　本書の第1章では「対話における基本的なこと」を説明しています．対話とは何か，対話に関する哲学について，ソクラテス，マルティン・ブーバー，エマニュエル・レヴィナス，ミハイル・バフチンといった重要な哲学者の考え方を中心に，できるだけわかりやすく解説しています．対話をするための準備，対話における原則（大事にすること）などもここで詳しく説明しています．実際に対話を行う際に，ここに書いてあることを心にとどめて実践してもらうとよいでしょう．

　第2章は，医療・ケア・福祉の現場における対話実践（ダイアローグ）についての内容です．病いを抱えた患者や家族と専門職の間のダイアローグの具体的な実践例を紹介しています．また，アドバンス・ケア・プランニングに関するダイアローグや，多職種間でのダイアローグの事例もあります．医療福祉の現場にいる専門職にはとくに役立ててもらえる内容となっています．

　第3章は，地域・コミュニティにおける対話実践について説明しています．中心となるのは必ずしも病気を抱えた人ではなく，地域における生活者であり，オープンダイアローグの手法を用いたダイアローグ（ダイアロジカル・ミーティング）や，哲学対話/対話カフェの手法を用いたダイアローグの実践例も紹介しています．地域で活動する福祉職や対人支援職の方，地域において対話活動をしたい方などにとくに有用かと思います．

　さあ，それでは頁をめくって，ともに対話＝ダイアローグの旅へと出発しましょう！

ダイアローグ〈対話〉のはじめかた

医療・福祉にかかわる人のための対話哲学レッスン

3　対話をやってみよう2：地域/コミュニティにおける対話

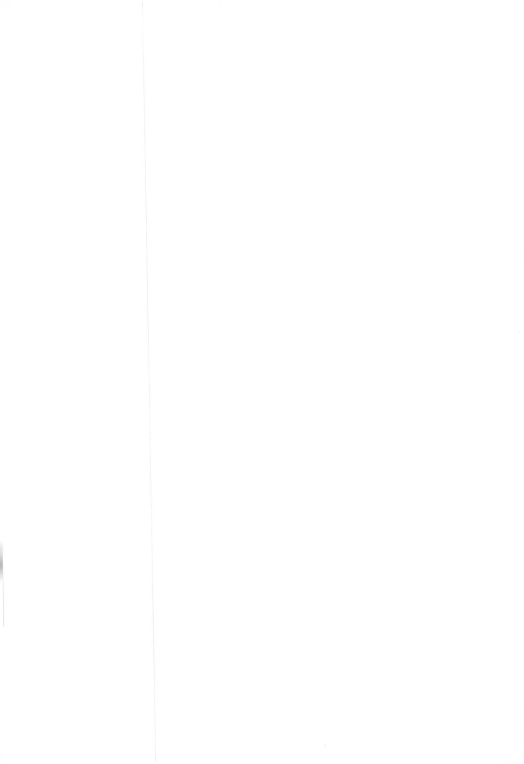

対話における
基本的なこと

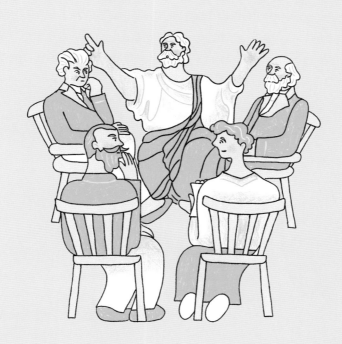

1.1 対話の哲学

　対話の基盤となる哲学を知っておくと，対話に対する理解が深まり，また対話の実践においても洞察が深くなります．対話というものが，そもそもどのような考えからはじまっているのか，私たちの先達たちは対話をどのようにとらえてきたか，その歴史の一部を紹介しながら，対話の原則へとつながる重要な考え方のいくつかを説明します．ここで触れたことは，単なる知識ということではなく，後で解説する「対話で大事にすること」とも密接に関連しています．

ソクラテスの問答法と「無知の知」

　対話という言葉でまずソクラテス（Socrates；紀元前 470 または 469 年～前 399 年）を思い浮かべる人も多いかもしれません．ソクラテスは古代ギリシアの哲学者です．彼は他人と対話することだけが真理に至る道であると考えました．彼の対話の方法は「**問答法（dialectic）**」と呼ばれています．対話によって相手の矛盾や無知を自覚させつつ，より高次の認識や真理へと導いていく手法のことです．

　ソクラテスが生きた時代というのは，人類史に先駆けて民主政治を

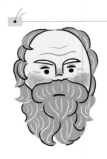

ソクラテス
（Socrates；紀元前 470 または 469 年～前 399 年）
黄金期から没落期にかけてのアテネを生き，ペロポネソス戦争に従軍した．アテネが敗北したことをきっかけに衆愚政治におちいる中，ポリス市民に正しい生き方を説いたことから，「倫理学の創始者」とされる．

築いた都市国家（ポリス）であるアテナイ（アテネ）が衰退期に入った時期でした．当時のギリシアにはソフィストという人たちが多くいました．ソフィストというのは，ギリシア語で「智者」の意味ですが，実際には弁論術を教える人たちで，それにより謝金を受け取る職業的な教師でした．しかし，はじめは理想を掲げていたギリシアの政治もソフィストたちによって堕落していきます．嘘の告発や詭弁によって罪なき人を侮辱して痛めつける利己主義がはびこり，正義に背いた権力者が富み栄えていたのです．そうしたソフィストたちへの批判として，ソクラテスの対話の活動がはじまったといわれています．

　実はソクラテスは一冊の著作も残してはいません．彼の弟子であったプラトンによる著作などによってソクラテスの活動や思想が伝えられているのです．ソクラテス自身は，自分が無知であるということを自覚しており，真理を求めるために対話の活動を実践することが何よりも重要だと考えていたのです．彼にとって真理を求めるという行為が何よりも重要であったということは，彼の最期のときの行為にも表れています．彼はアテナイ市民を陪審員とした裁判で死刑を宣告されるのですが，それが「誤解」だったにもかかわらず，自らの真理に対して正しくあることを貫き，毒杯を自らあおり，プラトンら弟子たちの目の前で死んでいきました．彼は自らの肉体的な死よりも，真理の前に正しくあるという自分の哲学のほうが重要だと考えたのです．

　ソクラテスが対話の活動をはじめたきっかけはアポロン神殿の神託，つまり神のお告げによるものでした．そこでソクラテスは，自分よりも知恵のある者は一人もいないというお告げを聞きます．この神託が真実であるのか，いったい神は何を言おうとしているのかと思い悩んだソクラテスは，「そうだ！神の真意を探るために，世の中の賢者を訪ねていって，問答をしてみよう！」と思い立ったのです．そして，彼は自分よりも知恵のある者を求めて，世の賢者といわれる政治家，

作家（詩人），職人などを歴訪します．さまざまな賢人と対話をしてわかったことは，彼らと問答を繰り返していくと答えられない地点があるということでした．つまり，深い知恵というのは神だけが知ることであって，人間はすべて「無知」である．そしてそれを彼らは自覚していないが，ソクラテスは「自分が何も知らない」ことを知っている，つまり「無知の知」に気づいているから，もっとも知恵があると神託は言っていたのだと考えました[1]．

　ソクラテスの問答法の具体例が『ソクラテスの弁明』[2]というプラトンの著書に残されています．この本はソクラテスが死刑になった例の裁判でのやりとりについて書かれた本なのですが，ソクラテスは自分自身の弁護人として，告発者に対して弁明をします．ソクラテスは彼がはじめた問答法によって人々を惑わし，堕落させたという罪で，メレトスという人に告発されていました．告発者に対してソクラテスはこう尋ねます．

　　ソクラテス「君が最も重きを置くのは，青年が出来るかぎり善良
　　　　　　　　になることなのだね？」
　　メレトス「その通り」
　　ソクラテス「それなら，青年を善導する者は誰であるか」
　　メレトス「法だ」
　　ソクラテス「では，その法なるものを知っている人間は誰なのか」
　　メレトス「ソクラテス君，そこにいる裁判官諸氏だ」
　　ソクラテス「この人達みんななのか，それともある者は善くし，
　　　　　　　　ある者は善くしないのか」
　　メレトス「みんなだ」
　　ソクラテス「それではもっと伺いたいが，ここの聴衆もまた彼ら

> を善導するのか，それともしないのか」
> メレトス「彼らも同じことだ」
> ソクラテス「すると，私を除いたアテナイ人はみんな彼らを善良
> 　　　　　かつ有徳にするのに，ただ私ばかりが彼らを腐敗させ
> 　　　　　る，と君は主張するのだね？」

（プラトン（久保　勉，訳）．ソクラテスの弁明・クリトン（岩波文庫）：岩波書店；1927[2]）
p31-3より筆者要約）

　このやりとりで，ソクラテスはメレトスが善悪を判断する基準について無知であることを指摘しています．ここでいう「法（ノモス）」とは法律だけでなく，善悪を判断する人々の伝統的な規範のことをさしています[3]．メレトスが主張したのは，すべてのアテナイ市民は法を知るものでなければならないという建前を主張しただけで，現実に何が若者の教育にとって重要なのかを考えてはいない，つまり「法」という善悪の基準について深く考え，人々のなかで誰が法を知っている者で誰がそうでないかという具体的な基準という知恵をメレトスがもっていないことを，ソクラテスは対話によって明らかにしたわけです．

　ソクラテスがもたらしたものは，**問いに対する答えを求めるプロセスの重要性であり，明確な答えがないものについて問いかけることの意義**でした．つまり，ソクラテスは，（1）人が考えることの重要性，（2）答えられないまで問答を繰り返してのみ到達可能な「問答者が自らの無知を自覚すること」の重要性を説いたのです[4]．

ブーバーの対話と「我―汝」関係

　オーストリアの哲学者にマルティン・ブーバー（Martin Buber；1878年～1965年）という人がいます．ブーバーの思想は「対話の哲

学」と言えるもので，彼がその思想を展開した『我と汝』が書かれた
のは1923年であり，第一次世界大戦（1914～1918年）の後の，世
界が混乱と不安の「危機の時代」を迎えていたときでした．彼はユダ
ヤ人でしたが，ユダヤ教の聖書研究から，「対話」を通した人間存在に
関する独自の思想を打ち立てました．人は他者と出会い，影響を与え
合いながら変化し，そのような「関わり」に支えられ，生きていると
いうこと．ブーバーは，このような人間存在の営み自体に「対話」と
いう言葉をゆるやかに与えています[5]．

　1957年になされた心理学者のカール・ロジャーズとの対談におい
て，ブーバーは彼の思想形成のきっかけとなる体験などを率直な言葉
で語っています．その中で彼は，「対話は沈黙によっても可能で
す．……黙って一緒に歩いている，ただそれだけで対話になっている
こともあるのではないでしょうか」と語っています．沈黙のうちに一
緒に歩いているその二人の間でいったい何が起きているのでしょう
か．彼が言おうとしているのは，相手を客観的な対象として見るよう
な人と人の関係性ではなく，人と人とが根元的な存在同士として接触
するような関係性のことを言っています．このことを，ブーバーは
「我―それ」関係と，**「我―汝」関係**という言葉で説明しています．

　彼がこのような思想を抱くきっかけとなる体験は少年時代にありま

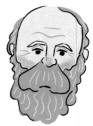

マルティン・ブーバー
（Martin Buber；1878年～1965年）
ウィーンのユダヤ教徒の家庭に生まれる．学生時代にシオニ
ズム運動（ユダヤ人国家建設運動）に参加するも離脱し，学
究と著述に専念した．ナチス政権成立後，1935年に追放処分
を受けエルサレムに移住．ヘブライ大学で人類学と社会学を
講じた．

した．ブーバーが11歳の頃，夏になると祖父母の農場で過ごし，彼は馬小屋に忍び込み，馬と戯れるのを楽しみとしていました．そのとき，彼にある出来事が起こったのです．

> 手のしたに生命にみちたものが脈動しているのを感じていると，まるで私の掌の皮膚に生命力そのものの原素（エレメント）が接しているかのようであった．……私ではないもの，まったく私ではなく，まったく私になじみのなかった或るもの，まさに歴然たる他者，たんにひとつのことなったものではなくて，実に他者それ自体であるものが．しかもそれが私をいざない寄せ，おのれを私にゆだね，私とたがいに根元的に汝を言いあっていたのである．

（マルティン・ブーバー（田口義弘, 訳）. 我と汝・対話：みすず書房；1978[6]p228より）

　ブーバーはこの体験の中で，自分と異なる他者の存在と「根元的」に触れ合ったと感じました．自分ではない存在である「他者」[*1]と，どのようにして出会ったり，接触したりすることができるのか．彼は，馬と戯れる体験の中で，そうした存在同士の根元的な関係性である「我─汝」関係を経験したと感じたのです．

　このエピソードには続きがあります．馬との交流を続けていたブーバーは，この交流が今後どれほど自分を楽しませてくれるだろうと思った瞬間，彼は馬を撫でていた自分の手を感じました．その後，馬との戯れは続きましたが「何かが変わってしまった」と感じたのです．その後，あのとき感じたような感覚は失われてしまっていました．馬

---

*1 哲学でいうところの「他者」とは多様な意味をもっており，単なる他人のことではなく，自己が自分のうちに取り込めないもの，理解できないもの，認識できないものなどをさします．

という他者の存在，あるいは馬を撫でている自分の手を「対象」として認識したとき，彼の他者との関係性は，「我―汝」関係ではなく，「我―それ」関係に変わってしまったのです．

　このような体験をもとに，ブーバーは人と他者との関係性には「我―汝」と「我―それ」の二重性があるという思想を打ち立てました．そして，「対話」こそが「我―汝」関係を成立させる営みであると主張したのです．あの馬との根元的な交流で体験したような全存在的な関係性は「我―汝」関係です．それは，相手を自分と切り離された「対象」として認識するような関係性（主体―客体関係*2）ではなく，**相手が直接私の全存在に語りかけ，私も自分の全存在をもって応答するような関係性**です．彼がロジャーズとの対談で語っていた「沈黙でも対話が成立することがある」という意味は，「対話」は必ずしも言葉のやり取りではないということを意味していたわけです．私たちが他者の存在を，そうした「我―汝」関係でとらえることがなく，対象化・客体化した存在として「我―それ」関係でとらえる限り，「対話」は成り立たないとブーバーは考えました．

　世界大戦という危機の時代，人間存在が物質のように軽い存在として扱われていくようになっていた時代に，彼はその危機の根源には人が人を対象物としてしかみなさなくなった「我―それ」関係があるのではないか，そして人との関係性でとらえていく「我―汝」関係を取り戻すための「対話」が必要であると考えたのでした．

【 レヴィナスの「他者の哲学」と対話 】

　フランスの哲学者，エマニュエル・レヴィナス（Emmanuel Levi-

---

*2　「主体―客体関係」は，デカルトの哲学にはじまっています．彼の「我思う，ゆえに我あり」という第一原理の発見は，あらゆる近代哲学や科学の基礎になりましたが，自己と他者の分裂も生み出したと言えます．デカルトの「我の哲学」に満足することができず，ブーバーは「関係性の哲学」を示したと言えるでしょう．

nas；1906年〜1995年）は「他者論」の代表的人物だとされています．そして，彼の哲学は「対話」という行為における自己と他者の関係性について，深い洞察を与えてくれます．

　そして彼もまた，ユダヤ人でした．彼は1906年にロシア帝国（現在のリトアニア）で生まれましたが，フランスのストラスブール大学で学び，その後フランスに帰化します．第二次世界大戦中はフランス軍に応召しましたが，1940年にドイツ軍の捕虜となり抑留生活を送ります．彼自身とフランス在住の妻や長女はホロコースト（ナチスドイツによるユダヤ人の組織的な大量虐殺）を免れましたが，リトアニアの父や兄弟，親族はすべてホロコーストの犠牲となりました．

　この悲惨な経験は彼の哲学に決定的な影響を及ぼしました．1961年に彼が著した『全体性と無限』の序文の冒頭にはこのように書かれています．

> 戦争は単に道徳が生きる糧にする試練の一つに——最大の試練として——数えられるだけではない．戦争は道徳を笑いの種にしてしまうのだ．

（エマニュエル・レヴィナス（藤岡俊博，訳）．全体性と無限（講談社学術文庫）：講談社；2020[7]p15より）

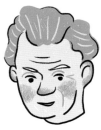

エマニュエル・レヴィナス
（Emmanuel Levinas；1906年〜1995年）
ロシア領リトアニア生まれ．フッサール，ハイデガーらのもとで現象学を研究した後，フランスに帰化．第二次世界大戦に通訳兵として参加するが，ドイツ軍の捕虜となり収容所で終戦を迎える．ユダヤ思想を背景にした独自の倫理学，タルムード研究を展開した．

彼はすべての道徳や倫理を破壊してしまう戦争とは何なのか，そして，なぜ人間同士の関係性においてこのような暴力性が生まれてしまうのかということを，哲学の観点から深く考えました．

　そして彼が到達した哲学は一種奇妙にも思えるものでした．レヴィナスの考えとは「私の世界の外部から到来する他者のみが，私の単独性を指定し，私を唯一の私として構成するということ．そして他者を〈他者〉として，〈私〉に還元不能なものとして遇する以上，私は他者に呼応し続けるほかはなく，応答し続けるというこの責務には際限がない」というものです．

　ここでは，二つのことが述べられています．一つは，私が唯一の私，つまり「この私」であるためには他者が必要であるということです．そして，もう一つは，私が他者を自分に還元する（同化する）ことがないのであれば，私は他者に対して**無限の責任（応答責任）**をもっているということです．

　なぜ，私があるためには他者が必要なのでしょうか．レヴィナスが考えていた〈他者〉とは，自分の世界の完全な外部から来る他者でした．つまり，他者とは自分が理解できないもの，自分が把握したり自分の世界に包含したりすることができる以上の超越的な存在としての他者です．

　考えてみれば，私たちはあるときこの世界に生まれ落ち，気がつけば存在し生きています．私たちは，その存在のはじめから根源的に自分ではない何者か（他者）によって存在させられているということもできます．また，レヴィナスは人間という存在が，自己完結してしまうことをとても恐れました．私たちは，世界に向かって働きかけるとき，自然を加工して道具とし，また他人を操作して組織化したりします．こうした他者を自己の論理のもとに取り入れてしまうような営みを「全体性」と呼びました．この言葉からは，第二次世界大戦におい

て「全体主義」というイデオロギーが人間を機械のように扱い，悲惨な帰結をもたらしたことが連想されます．

　私たちが他者に働きかけるとき，他者とは決して自己に同化できないものである，他者とは常に自己の理解を超えるものであるという関係性で臨む限り，私が唯一の〈私〉となりえるとレヴィナスは考えたのでした．なぜなら，そのときはじめて自己完結しない私が現れるからです．つまり「全体性」とは逆の「無限」の関係性です．

　ここから彼の二つ目の主張，「私は他者に対して無限の責任（応答責任）をもっている」が導かれます．レヴィナスにとって他者とは，自己に決して取り込むことができず常に自己の理解を超えるものであり，かつ，自己にとって非常に重要なものでした．その他者とどのように応答し合うことができるでしょうか．それは，「対話」のみによって可能になるとレヴィナスは考えました．常に「問いかけ」続け，そして「応答」し続けるという関係性です．この関係性を，「無限の責任（応答責任）」と呼んだのです．

　無限の責任と聞くと，とても重苦しいものに思えます．しかし，ここで言う「責任（responsibility）」とは，何か重荷を課せられるというイメージよりも，常に応答し続ける姿勢というイメージなのです．Responsibility という言葉は response（応答）と ability（能力）から成っており，「他者に対して応答することができる能力」と考えることもできます．

　レヴィナスの中には「**他者とは常に自己の理解を超えるものである**」という徹底的な他者尊重の考えがあります．もし，他者のことを理解できた（自己の理解の中に取り込めた）と思ったとき，それは自己同化された他者であり，そのとき対話は終わり，関係性は全体性の中へと落ち込んでいくでしょう．対話は決して終わるべきではなく（無限の関係性），私たちが唯一の〈私〉であり続けるためにも，他者の声に

耳を傾け続け，それに応答し続けることが重要なのです．

バフチンの対話主義とポリフォニー

　ミハイル・バフチン（Mikhail Bakhtin；1895 年～1975 年）は，1920 年代から活躍したロシアの哲学者・思想家で，ドストエフスキーの文学研究から独自の対話理論を発展させたことで有名です．彼が提唱した「**対話主義（dialogism）**」や「**ポリフォニー（polyphony）**」という考え方は，1970 年代以降に再評価され，フィンランド発の対話による精神疾患の治療的アプローチであるオープンダイアローグ（Open Dialogue）にも取り入れられています．

　まずは，バフチンの対話論の真髄とも言える言葉を見てみましょう．彼は 1929 年に刊行された『ドストエフスキーの創作の問題』[8]で次のように述べています．

　在るということは，対話的に交通するということなのである．対話がおわるとき，すべてはおわる．したがって，対話は実際にはおわることはありえないし，おわるべきではない．

（ミハイル・バフチン（桑野　隆, 訳）. ドストエフスキーの創作の問題―付 より大胆に可能性を利用せよ（平凡社ライブラリー）：平凡社；2013[8]p293より）

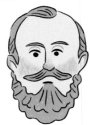

ミハイル・バフチン
（Mikhail Bakhtin；1895 年～1975 年）
ロシア（ソビエト連邦）オリョール生まれの文学者・思想家．
「バフチン・サークル」と呼ばれる哲学サークルを組織し，ドストエフスキー論，ラブレー論などの文芸論のほかに，文学と言語の関係論，記号論など多岐にわたる分野で著作を残した．ポリフォニー論の創始者．

　ここでバフチンが言っている「対話」とは，個人と個人が向かい合って話し合っていることをさしているのではありません．彼は，もともと人は対話的関係の中にあるとみなしていました．バフチンは，人は生きている限り「対話」に参加している，つまり，問いかける，注目する，応答する，同意するなどなど，全身全霊をもって他者と対話的関係の中にある．その「対話」こそが，私たち本来の環境なのだと．ふつう，私たちは個人がまずあって，それから他者との対話に参加すると考えます．バフチンの場合は逆に，私たちはまず他者との関係性の中で存在し，対話という相互作用があってはじめて「あるがままの自分」になると考えていました．バフチンが「対話はおわらない，おわるべきではない」と述べるとき，問題解決をするために他者と対話を続けるべきであるということを言っているのではなく，私たちはそもそも対話的存在であり，その意味で他者との相互作用はおわらない，むしろそこから「生きる」という現象が発生すると考えていたわけです．

　次に，バフチンの重要な概念である「ポリフォニー」についてみていきましょう．対話においては，相手あるいは第三者を対等な人格とみなすことが重要です．相手を一方的に客体化し，モノ扱いするとき，そこには対話が成り立ち得ないからです．バフチンは，小説という創作においてもこの原則を重視しました．つまり，作者は，主人公を自分の立場からのみ性格づけてはならない．作者もまた主人公と対等に「対話」すべきであると考えていました．そして，ドストエフスキーの長篇小説（『罪と罰』，『白痴』，『悪霊』，『カラマーゾフの兄弟』など）においては，このポリフォニーが成り立っていると言うのです．

自立しており融合していない複数の声や意識，すなわち十全な価

値をもった声たちの真のポリフォニーは，実際，ドストエフス
キーの長篇小説の基本的特徴となっている．……ここでは，自分
たちの世界をもった複数の対等な意識こそが，みずからの非融合
状態を保ちながら組み合わさって，ある出来事という統一体をな
しているのである．実際，ドストエフスキーの主人公たちは，ほ
かならぬ芸術家の創作構想のなかで，作者の言葉の客体であるだ
けでなく，直接に意味をおびた自分自身の言葉の主体にもなって
いるのである．

（ミハイル・バフチン（桑野　隆，訳）．ドストエフスキーの創作の問題―付　より大胆に可
能性を利用せよ（平凡社ライブラリー）：平凡社；2013[8]）p18より）

　これは非常に面白い指摘だと思います．登場人物同士が対等である
だけでなく，登場人物と作者の間にも対等な対話的関係性が成り立つ
ことが，ドストエフスキーの小説では起きているというのです．「ポリ
フォニー」という用語は，音楽用語の「ポリフォニー音楽（多声音楽）」
から採用されています．「多数・複数の（ポリ）」の「声（フォニー）」，
つまり「声の複数性」を意味しているのですが，ここでいう「声」と
は単なる発話ではなく「意識をもった主体」と言い換えることもでき
ます．さらに，単に複数の声や意識が存在すれば，ポリフォニーにな
るかというとそうではなく，そこには「真の対等性」が成り立つべき
であり，それらは融合することなく，自立した存在として，複数性を
保っているというわけです．

　このポリフォニー概念における複数性の重要さは，政治哲学者とし
て有名なハンナ・アレント（Hannah Arendt；1906 年〜1975 年）
も提唱しています．アレントもまたユダヤ人でしたが，ナチスドイツ
の全体主義による惨禍を逃れ，全体主義と政治について深く考察した
哲学者です．彼女の著作『人間の条件（The Human Condition）』[9]

で説明されている**「複数性（plurality）」**とは，人間がそれぞれ異なる視点や経験をもち，互いに関与し合うことによって共同の世界が形成されるという考え方です．人間の本質が孤立した存在ではなく，他者との関係性や相互作用の中で構成されることを強調しました．アレントの複数性の概念は，権威主義や全体主義への批判と関連しており，人々が複数性を前提として対話的に行為していくことで，人間の自由や尊厳を実現できるとアレントは考えていたのです．

　他者と真の対等性を保ちながら，対話し応答し続けること，その相互的行為から新しい「意味」が生まれてきます．他者の声に耳を傾けず，他者の声に応答せず，他者をなきものとして，あるいは他者をモノとして客体化して扱うとき，それはダイアローグ（対話）ではなくモノローグ（一方通行的発信）となります．モノローグの危険性についてバフチンは，「モノローグは完結しており，他人の応答に耳を貸さず，応答を待ち受けず，応答が決定的な力をもつことを認めない．モノローグは，他者なしですまそうとしており，またそれゆえに現実全体をある程度モノ化している．モノローグは，最後の言葉であるかにふるまう．モノローグは，描かれた世界や描かれた人びとを閉じ込める」と述べています[10]．

　完全なモノローグの世界とは，全体主義の世界です．ナチスドイツ

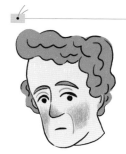

ハンナ・アレント
（Hannah Arendt；1906 年〜1975 年）
ドイツ系ユダヤ人家庭に生まれる．ハイデガー，ヤスパース，フッサールらに師事．1933 年ナチス政権成立後パリに，のち 1941 年アメリカに亡命．ナチズムなどの全体主義とそれを生み出した西洋政治思想を分析，またアイヒマン裁判の傍聴から「悪の陳腐さ（凡庸さ）」を指摘して社会批判を展開した．

やソ連のスターリン支配による全体主義の時代，そこでは独裁者の思想が唯一絶対正しいものであり，それがいかに間違っていようと，異なる声をあげることは許されませんでした．むしろ，全体主義の掲げる理想に合わせて，現実のほうが歪められたことが全体主義の特徴だったのです．

　異なる他者の声に応答することの重要性は，私たちが他者をモノ化せず，他者と対等な対話的関係性を結びながら相互作用するからこそ，私たち自身のあるがままの存在が保障されるというバフチンの考え方にほかなりません．この応答性の重視，他者の絶対的尊重は，レヴィナスの「他者の哲学」の思想ともつながっています．

　人間はそもそも対話的存在であり，ポリフォニーという複数性の中で，他者の声に応答し続けながら，他者とともに対話的にあることが人間存在にとって本質的であるということ．こうしたバフチンの思想全体をさして，「対話主義」と呼んでいます．

文　献
1) 和田正美．ソクラテスの倫理・教育思想—ソクラテスについて．関西国際大学研究紀要 2014；15：149-62．
2) プラトン（久保　勉，訳）．ソクラテスの弁明・クリトン（岩波文庫）：岩波書店；1927．
3) 小川量子．無知を照らしだす知—『弁明』におけるソクラテスの知恵．国士舘哲学 1997；1：16-45．
4) 池田光穂．ソクラテス的対話．https://navymule9.sakura.ne.jp/070314Socrates.html
5) グェンティ・ホンハウ．触れる—ブーバー対話思想における反転の力学．京都大学大学院教育学研究科紀要 2011；57：97-109．
6) マルティン・ブーバー（田口義弘，訳）．我と汝・対話：みすず書房；1978．
7) エマニュエル・レヴィナス（藤岡俊博，訳）．全体性と無限（講談社学術文庫）：講談社；2020．
8) ミハイル・バフチン（桑野　隆，訳）．ドストエフスキーの創作の問題—付 より大胆に可能性を利用せよ：平凡社；2013．
9) ハンナ・アレント（清水速雄，訳）．人間の条件（ちくま学芸文庫）：筑摩書房；1994．
10) 桑野　隆．生きることとしてのダイアローグ—バフチン対話思想のエッセンス：岩波書店；2021．

1.2 対話とは何か

対話とは「新たな意味」が生まれるプロセス

　あらためて対話とは何でしょうか．対話という言葉にどんなイメージをもつでしょうか．2人の人がお互いに向かい合って話し合っているイメージでしょうか．それとも数人の人が車座で輪になって話しているイメージでしょうか．また，対話という言葉で，楽しい井戸端会議のようなやりとりを思い浮かべる人もいれば，比較的静かに誰かが語り，相手はそれを聴いているという場面を思い浮かべる人もいるかもしれません．

　対話は英語で「ダイアローグ（dialogue）」といいます．必ずしも二者のやりとりだけではなく，三者以上の対話をさすダイアローグの形もあります[*1]．「ダイアローグ」の語源は，ギリシャ語の「dialogos」に由来しており，「logos（言葉）」を「dia（…を通して）」という意味です[1]．ここでいう「ロゴス」というのは，単なる言葉以上のものをさしています．ロゴスは古代ギリシャでは，「世界を構成する言葉」や「論理」という意味でした．また，新約聖書の「ヨハネによる福音書」の冒頭には「はじめにロゴスありき」と書かれていて「世界の根源をなすもの」という意味が込められています．対話（ダイアローグ）とは，「**言葉とそれにともなう意味をやりとりすることによって，複数の人の間に新たな意味が生まれてくること**」と言えます．

　ここでいう「意味」というのは，人間が生きていくときに一連の出

[*1] フィンランドの「オープンダイアローグ」では，常に3人あるいは4人以上の対話を原則としています．

来事に与える一貫した物語と言い換えてもよいでしょう．それは，単に辞書を引いたときに出てくる言葉の一般的な意味とは違うものです．人はそれぞれ，自分の人生に起きた出来事に固有の「意味」を与えながら生きており，その「意味」は個人ごとにまったく異なっています．だから，同じ言葉を聞いても，2人の間ではその意味は異なっているのが当然です．ましてや，3人以上であれば，三者三様の意味をもつでしょう．だからこそ「対話」が必要になるのです．対話とは，相手が語る言葉の意味や世界観が自分にとって未知のものだからこそ，それを想像し，架け橋をかけるためのプロセスです．その結果，相手から見える世界や相手の考えを垣間見ることができることがあります．さらに，こちらも自分の感じたことを語り，応答がやりとりされ，互いに新たな考えや解釈に変化していくこともあります．「複数の人の間に新たな意味が生まれてくること」とは，そのようなことをさしています．

対話とコミュニケーションの違い

コミュニケーションという言葉を考えてみましょう．いま，あらゆる場面でこの言葉が使われています．対話とコミュニケーションの違いに関して言えば，まず「対話はコミュニケーションスキルの一つではない」ということです．コミュニケーションとは，広辞苑によると「人間の間に行われる知覚・感情・思考の伝達」とされています．コミュニケーションは伝達手段という意味合いで使われることが多く，しかも，どちらかというと自分の考えていることをどうやったらうまく相手に伝えられるか，という側面が強調され過ぎているように思えます．現代では，コミュニケーションスキルという能力的なものが評価され，いかにうまく話せるかでその価値が決まるような風潮があります．

コミュニケーションは自分の考えを相手に伝達し，相手が考えていることを受け取る，という意味が想定されています．つまり，自分と相手の中に共通するアイデアをもつということです．一方，対話とはもっと違ったものをさします．対話とは，相手とともに歩む旅路のようなものです．想定していた目的地とは違った地点に到達するかもしれません．予定調和でないからこそ，本当の旅路になるのです．対話において重要なことは，相手に対して一切の先入観をもたずに，その人から見えている世界はどんなものなのだろうと好奇心をもって想像することです．対話を行った結果，自分も相手もお互いに新しい意味に到達することがあります．つまり，**対話とはお互いに「変容」する可能性をもつ行為**なのです．

　私の専門は家庭医療（family medicine）です．家庭医とは，患者をみるときにその人の生活背景や家族も含めて全人的な診療を行う医師のことです．家庭医になるまでは，医師が患者と話すのは，患者の話から情報収集を行い，診断を下して，こちらの意図を相手に伝えるためだと思っていました．しかしながら，家庭医にとっての患者との「対話」は，患者の話を聴くことによって，その人を家族・友人関係・職場などのコンテクストとともにとらえ，患者から見える主観的世界を想像しながら，その人の支えになることと考えるようになりました．

◤ 大事なことは技法よりも原則 ◢

　家庭医になって何年かして，さらに驚いたことがありました．フィンランドでは「対話」を中心にして，精神疾患の患者の症状を緩和するアプローチをしていると知ったからです．薬物療法が中心となる日本とは大きく違うだけでなく，「対話」することにそれだけの可能性があることが驚きでした．その「オープンダイアローグ」をもっと知りたい，学びたいと思い，フィンランドまで行きました．そしてそこで

オープンダイアローグを実践しているケロプダス病院のスタッフに言われたことは、「対話の方法よりも、対話の原則を深く知ることが大事」ということでした。私は何らかの技法を学びに行こうとしていましたが、そうした方法論にとらわれている限り、本質を逃してしまうと指摘されたのです。対話には、ある一定のやり方や技法があることも事実ですが、それ以上に大事なことが原則や理念、つまり対話の前提となっている「哲学」です。

対話にはいくつかの「哲学」がありました。ソクラテスの対話を通して真理に至るという考え方、ブーバーの相手をモノ化（物象化）せずに「我―汝」関係でとらえていく哲学、レヴィナスの他者に対する応答責任、あるいは、バフチンの対話的存在としての人間観やポリフォニー的な対話論です。これらの考え方が、対話の原則と深く関係していることは、この後にあらためて解説していきます。

対話の目的は対話そのもの

もう一つ強調しておきたいことがあります。それは、**対話は手段ではない**ということです。対話を使って何かをうまくいかせようとするのは、本質とずれているのです。たとえば「対話を使えば、もっとクライアントを満足させられるかもしれない」とか「治療に使えるかもしれない」と思うとき、対話を手段あるいは道具としてとらえています。なぜ、対話を手段としてはならないかというと、対話を手段として使うときに、その人はモノローグ状態に陥っている可能性があるからです。バフチンが述べたモノローグの危険性とは、相手に応答せずに、自分が事前に想定した目的や世界観に閉じこもってしまうことでした。本当に「対話」が行われるとき、相手に応答しながら、自分も変容していく可能性があると考えます。このとき、「対話の目的は対話のプロセスそのものである」と言えるのです。

対話は，他者とともに旅路を歩むプロセスです．このとき，レヴィナスが述べたように，他者は決して自己に同化しえないもの，常に自己の理解を超えるもの，無限の世界への扉を開いてくれるものなのだと思います．

文　献
1)　デヴィッド・ボーム（金井真弓，訳）．ダイアローグ：対立から共生へ，議論から対話へ：英治出版；2007.

対話における基本的なこと

1.3 対話をするための準備

　対話をはじめる前に，その前提となること，あるいは準備として踏まえておきたいことを説明したいと思います．私は以下の３つのことが対話の前提として大事になると考えています．それは，**①他者へのまなざし，②対等であること，③安全で安心できる場づくり**です．短い時間の対話であっても，じっくり長い時間をかけて行う対話であっても，はじめる前の基本条件として，これらが大事にされているかを確認してみるとよいでしょう．これから詳しく説明していきます．

他者へのまなざし

　他者へのまなざしとは，「他者とは常に自己の理解を超えるものである」と考えるレヴィナスの他者尊重のまなざしのことです．あるいは，ブーバーの「我―汝」関係でとらえる他者と言ってもよいでしょう．私たちは他者と対話をしようとするとき，どんなまなざしを相手に向けているのでしょうか．

　それは対話の目的によるのかもしれません．対話をすることで，相手と意見のすり合わせをしたり，合意形成をしたいという場合もあります．相手の考えや価値観を十分に尊重し，対話によってお互いが変容しつつ，新しい地点に到達するかもしれないという気持ちで臨むのであれば問題ありません．しかしながら，対話によって相手を説得したい，そのための道具として対話を使いたいという場合，このまなざしは失われていると言えます．

たとえば，あなたが医療者だとして，不定愁訴を訴える患者と対話する場合を考えてみましょう．不定愁訴とは，特定の病気や明確な原因を見つけることができないけれども，身体的または心理的な不調を訴える状態をさす医学用語です．このような患者はしばしば「困った患者」とか「扱いがむずかしい患者」としてラベリングされています．しかし，**患者に対してラベリングして臨む限り，対話は成立しません**．その他者の本当の〈声〉をあなたは聴くことができないからです．また，そうした患者と対話をはじめたとしても，簡単に問題解決に至らない場合に，どんどん焦りが出てくるでしょう．その患者を自分の仮説診断で納得させたい，自分の言うことを聞いてくれればよいのだけれど，などと考えはじめます．このときすでに，その患者との関係は「我―汝」関係から，「我―それ」関係に陥っています．あなたは，相手を自分の理解のうちにおさめ，あわよくば自分の思い通りに操作したいと考えはじめているからです．

対話をするときは，他者に対してニュートラルに虚心坦懐に臨みます．相手にラベリングしたり，思い込みをしたりするのは禁物です．それでも，何らかの印象や，もともとの関係性から来る予期など，ニュートラルではない場合もあるでしょう．そのときは気持ちをリセットし，その人のことを自分はまだ理解していない，自分が知っていることはその人の一部であり，その人の〈声〉を聴くことで相手への理解が大きく変わるかもしれないと考えます．レヴィナスの言うように「他者とは常に自己の理解を超えた存在である」ということだけを肝に命じていれば，それほどむずかしくないことだと思います．

対等であること

対話においては，そこに参加する人々の間で対等性が成り立つことが重要です．あるいは，対話を進めていくことで，対等性が実現され

ていくとも言えます．これはとくに，役割や肩書がある人同士で対話
をするときにはむずかしくなります．たとえば，医療者と患者で対話
をするとき，そこに対等性を成り立たせるのは一見むずかしいと感じ
るでしょう．また，家族のような親しい間柄でも，お互いの役割や関
係性が固定化しているため，対話をするのは意外とむずかしいもので
す．

　一般的に，組織内には上下関係（ヒエラルキー）があるので，対話
を成り立たせるのがむずかしくなります．例として私の職場の話を紹
介します．私がいま所属している大学内の組織は，上下関係があまり
厳しくない職場だと感じていました．あるとき，組織のミッションを
考え直すための話し合いをすることになりました．山下教授（仮名）
と私を含む組織内メンバー数名の参加者です．お互いをニックネーム
で呼び合うことになり，山下教授は「山ちゃん」と呼ばれることにな
りました．教授のことを「山ちゃん」と呼んだとき，私はそれまで感
じたことのないような新鮮な気持ちを味わいました．そして，その後
の対話の場が，より対等な形で進んだと感じました．お互いの名前を
どう呼ぶか，どう呼ばれるかというのは，対話における関係性と場の
空気感に大きく影響することを実感した瞬間でした．

　対話において対等性を確保するために，いろんな工夫をすることが
できます．**お互いをどう呼び合うかは重要です**．ニックネームがそぐ
わない場であれば，できるだけ肩書（○○先生，○○教授，○○部長）
ではなく，「○○さん」で呼び合うようにするのも一つの方法です．ま
た，お互いの座る位置も大事な要素になります．診察室のような場所
であれば，医師は机に向かって座り，患者と家族は医師のほうに向い
て座ることが多いでしょう．これを，対等性が保たれやすくするため，
医師の座る椅子と患者・家族の座る椅子をサークル状に調整するだけ
でも大きな効果があります．一般的には，複数の参加者間で対話を行

うときは，サークル状などお互いの顔が見えるように座ることで対等性が担保されやすくなります．

　対話をはじめる冒頭で，対等性を確保するための約束事を伝えるという方法もあります．たとえば，すべての人が自由に発言できるということ，すべての発言は等しく尊重され応答されるということ，対話の場においては肩書に関係なく平等な立場であること，などです．とくに決まりはないので，どうしたら対等性が保たれやすくなるのか，どんなことを伝えたらよいのか考えてみてください．

安全で安心できる場づくり

　対話に参加する人が自由に思ったことを言葉にできるようにするための場づくりはとても重要になります．つまり，安全で安心できる場づくりです．「安全」というのは，非難されたり責められたりしないということです．「安心」というのは，自由に思ったことを言えるということです．

　対話の場では，さまざまなことが話されます．話をする人は，自分の深い思いや考えを述べたり，時に普段はなかなか話せないような個人的な話をすることもあるでしょう．そのとき，それを否定されずに受け止めてもらえること，応答されることによって安心感を感じます．また，そこで話されたことはそこにとどめておくこと（秘密保持）も大事になります．対話のファシリテートをする人は，**対話の約束事として，どんな発言も否定されず応答されるということや秘密保持に関して，最初に確認する**とよいでしょう．また，ファシリテーターがそのような「聴く姿勢」を率先して示すことで，対話の場全体に安心感が生まれます．はじめて会う人同士が，はじめて対話の場に参加するときは緊張感が生まれやすくなります．「何が起こるのか」，「どんなことを話すのか」，「話したことにどんな反応をされるのか」といろい

ろ予期してしまうからです．最初は緊張感をはらみながら対話がはじまったとしても，ファシリテーターの率先のもと，皆が真摯にお互いの声を聴き合い，応答がなされることで，安心感が生まれ緊張はほどけていきます．

　対話をどこで行うかですが，やはりプライバシーが保たれるような静かな場所が適しています．医療機関の中で対話を行う場合は，そのような部屋を見つけるのはむずかしくないでしょう．患者さんの家や，地域の中で対話を行う場合には，いくつか選択肢があると思います．白い無機質な会議室よりも，温かみのある空間（和室や暖色系の壁の部屋など）のほうがリラックスできるかもしれません．私はたとえば，地域で行う対話のときは，写真のような古民家カフェのお座敷で行うときもありました．和室のよいところは，畳の色合いや匂い，木造りの物の風味などから自然と心地よさが生まれやすいということです．どんな場面での対話か，対話で主体となる人（臨床場面だと患者や家族など）にとっての心地よさ，参加者の顔ぶれなどによって，適切な場所は異なると思います．工夫をこらしてよい場所はどんなところか試してみてください．

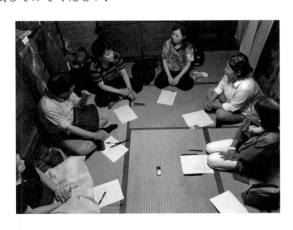

1.4 対話で大事にすること：対話の原則

対話の原則：対話のときに大事にすること

　対話の準備が整ったら，いよいよ対話をはじめます．あなたが医療従事者であれば，診察室での患者・家族との対話もあるでしょうし，福祉関係者であれば地域の中でのクライアントや多職種との対話の場面もあるでしょう．いずれにしろ，対話の際に共通する大事なことを5つあげてみたいと思います．それは，①「聴くこと」と「話すこと」を分ける，②「いま，ここ」を大事にする，③応答する，④不確実性に寛容になる，⑤ポリフォニーをめざす，の5つです．

　これら5つのことは厳格なルールや方法論ではなく，心構えのようなものです．なぜ方法論ではなく心構え（原則）なのかというと，対話においては他者をどうとらえるかという人間観と方法論が密接に絡み合っており，分けることができないからです．これらの原則は，「対話の哲学」のところで説明した内容とも深く関係しています．比較的シンプルな表現になっていますが，内容は奥が深く，対話の実践をしながら繰り返し振り返ってもらうことで，理解が深まっていくと思います．

「聴くこと」と「話すこと」を分ける

　聴くときは聴くことに集中し，話すときは話すことに集中するというシンプルな原則です．また，誰かが話しているときは，残りの人は聴き役に徹するということです．したがって，誰かが話し終わっていないのに遮ってほかの人が話しはじめることは厳に慎まなければいけ

ません．話し手がいったん語り終わるまで，待つことが重要です．

　聴くという行為を深く真剣に行うのは意外とむずかしいものです．話し手が語る言葉の意味を追うだけでは十分ではありません．聴き手は，話し手の全存在から発せられるメッセージを受け止める気持ちで聴きます．話をしている人がどんな世界を経験しているのか，その人の世界に一緒に入っていくような気持ちで，その人とともに旅をするような意識で耳を傾けます．つまり，話を聴くという行為は，自分の世界からいったん抜け出し，他者の内的世界を想像しながら共同体験することに近いのです．

　話すときに大事なことは，次に説明する「いま，ここ」を大事にしながら言葉をつむぐことです．対話は，議論と違って，もともともっている意見や考えを述べる場ではありません．話をしてくれた相手に感謝し，他者への敬意をもって，「自分はこう感じたのですが，どうでしょうか」という形で，言葉をぽつりぽつりとその場に置いていきます．眼の前に見えないお盆があり，その上に見えないコップを置いていくイメージです．そのとき，自分の心の中にあるものを見つめながら，自然と浮かんできたものを言葉にしていきます．

　対話の場に明確なファシリテーターがいる場合もいない場合もありますが，いずれの場合も，**誰かが話しているときは残りの人は聴き役に徹し，その人が話し終えたら次の人が話し手となり周りは聴く**，ということを繰り返していきます．

「いま，ここ」を大事にする

　対話の場では，誰かが話しているその瞬間瞬間に，さまざまな思い，感情，考え，反応などが生じ続けています．聞き手は，そのとき「いま，ここ」というこの瞬間にとどまり続けることが重要となります．いま，その瞬間に起こっていることに注意を向け，そのときの自分で

応答し，参加者の心がそのとき大きく揺れ動いたことについて，安心して語れる場を開いていきます．そのためには，その場その場で生ものものように揺れ動く言葉や感情，言葉の背景にある思いやその人の内的世界を想像しつつ，マインドフルに受け止めていく集中力が必要とされます．また，話をするときは，もともともっている意見をそのまま述べたり，外から話題を持ち込んだりはしません．誰かの話を聴いて，自分の心の中にそのとき浮かんできた感情や考えを見つめながら，言葉をつむいでいきます．

　対話においては「正しさ」をいったん手放します．正解や最適解を求めるための議論ではないからです．そうしないと，自分の価値基準や規範において「正しくない」と感じたことについて，自分の「意見」として反論したいという考えが浮かんできます．そのとき，あなたは「いま，ここ」から離れてしまっています．「いま，ここ」にとどまるためには，語り手がいま語っていること，そのとき語り手の中に起きていること，それを聴いて自分の中に生じていることを見つめていくことが大事なのです．

　とくに，あなたが何かの専門家だった場合，自分の専門分野に関して正しいとされていることと異なることを相手が語っているときは，自分の「意見」を述べたくなるでしょう．このような場合も，いったんそうした規範的事実については脇に置いておきます．**自分の専門家としての眼鏡をはずして，なぜ語り手はそのように感じているのか，語り手にとっての「真実」とは何かを想像しつつ耳を傾けます**．そして何かを語るときも，そのときに感じたこと，考えたことを言葉にしていきます．

❰ 応答する ❱

　バフチンが言っていたことを思い出しましょう．応答がなくなると

き，それは対話（ダイアローグ）ではなくモノローグになります．バフチンは「モノローグは，他者なしですまそうとしており，またそれゆえに現実全体をある程度モノ化している」と言っていました[1]．私たちが，他者の言葉や〈声〉を自分のうちに取り込み，それについて真剣に考えたり，いまその瞬間に起きることに注目したりするとき，私たちはすでにその他者に応答しています．ここで言う「応答する」とは，単に相手の語りに言語的・非言語的に反応することをさしているのではありません．その根源的な意味として，自分のモノローグ的世界に閉じることなく，他者を受け入れ，他者の言葉を自分のうちに招き入れるということをさしています．

「語り」には，言葉で語ること，身体で語っていること，沈黙，そしていまだに語られていないものなど，すべてが含まれます．対話において，口から発せられる言葉というのは語り全体のほんの一部に過ぎません．聴き手は耳を傾けながら，話し手の身振り手振りや，その人の全存在が発するメッセージを受け取りつつ，「まだ語られていない何か」に対して全身全霊で注意を傾けます．

そして，聴き手は話し手の言葉に対して，次のような方法で応答します．第一に，**話し手自身の言葉を使って応答します**．安易な言い換えや解釈のもとに異なる言葉を使うのは，相手への敬意を損なう可能性があります．第二に，**こまやかな応答を欠かさずに傾聴します**．頻繁に相槌を打ったり，大げさな共感的応答は必要ありません．静かに頷くこと，「あなたの言葉を聴いていますよ」という安心感を与える表情やしぐさといったもので十分です．第三に，**沈黙を含む非言語的な反応をとらえ続けることです**．沈黙は決して悪いものではなく，話し手や聴き手の中で「内的対話」が起きていることを意味します．沈黙も含めて，非言語的な形で発せられる細かなサインにも応答していきます．

不確実性に寛容になる

　不確実性とはやっかいなものです．不確かであること，あいまいであることに私たちは普通なかなか耐えられないからです．対話を進めているときに，私たちは不確実なことにしばしば遭遇します．たとえば語り手が，何かうまく言葉で表現できないけれども苦しんでいるようだとか，対話をしているうちにある課題のようなものが持ち上がり，それをどうやって解決してよいかわからないといったことです．このようなとき，結論を急いだり，解決するためのアドバイスを早急に行うことは慎まなければなりません．そうすることで，語り手の内的世界を十分に探求することなく，こちらの価値観で答えを決めつけてしまうことになるからです．他者の言葉を受け入れることなく，自分の世界観に閉じた言葉はモノローグになってしまいます．対話において，私たちは常に他者に対して開かれているべきであり，そのとき不確実性に対して寛容なままに，そこにとどまることが重要になります．

　レヴィナスの「他者とは常に自己の理解を超えるものである」という言葉を思い出しましょう．他者は自己に対して，いつも理解できる以上のものとして現れてきます．それは，私たちが普段理解している世界観の外部からやってくるものであり，不確実なものとしてそこに存在します．不確実なものとして私たちが他者を受け入れるからこそ，そこに対話という相互行為が成り立ち，より豊かな地点へと至ることができるのです．

　対話を行う際に，不確実性に寛容でありつつ対話を進めるためのポイントとして，以下のようなことも重要となります．

　第一に，**対話を「開かれた質問」からはじめる**ことです．対話における最初の質問は「今日は何から話しましょうか」，「今日のこの場を

どのように使いたいですか」といった開かれた質問にするのがよいでしょう．そうすることで，その対話の場に対する相手の考えを聴くことができ，何について話すかを参加者自身が決めることができます．

　第二に，**聴き手が応答するときの言葉は，断定的な言葉づかいをできるだけ避ける**ことです．「○○ということですね」という応答よりも，「○○ということでしょうか」，「○○と私は感じましたが，合っているでしょうか」という言い方のほうが，不確実性を大事にした表現になります．とくに，相手の言葉の理解が不十分と感じるとき，不確実性が高いときには「合っているでしょうか」と，確認の質問をするほうが望ましいでしょう．

　第三に，**アドバイスや解決の提案は早急には行わない**ことです．対話において大事なことは，解決や答えをめざすことではなく，すべての人が安心して言葉を発することができ，多様な〈声〉が応答し合い共存しているようなポリフォニーをめざすことです．「問題」ではなく「物語」をとらえていくと言ってもよいでしょう．そのためには，対話においてできるだけ解決のためのアドバイスをしないことです．アドバイスをした瞬間に，専門家と非専門家という立場の違いや序列関係があらわとなります．対話のファシリテーターは，問題解決をする立場にはなく，あくまで対話の導き手です．臨床場面において患者やクライアントと行う対話であれば，医療福祉の専門家として，見立てや支援的助言をする場合があると思います．その場合でも，できるだけ対話の最後のほうに行うほうがよいでしょう．

ポリフォニーをめざす

　「対話の哲学」のところで説明したように，ポリフォニー（polyphony）とは，バフチンがドストエフスキー小説の特徴として見出したものです．それが，フィンランドで実践されていたオープンダイア

ローグにおいて，対話の原則として取り入れられました．ポリフォニーとは，バフチンの言葉で言えば「自分たちの世界をもった複数の対等な意識こそが，みずからの非融合状態を保ちながら組み合わさって，ある出来事という統合状態をなしている」こととととらえられます[2]．対話においてポリフォニーをめざすということは，**安心して〈声〉を発することのできる空間が構築され，できるだけ多様な考えや思いが述べられ，それらが融合することなく，つまり一つの意見に集約されることなく，応答し，響き合い，共存している状態**と言えるでしょう．対話においては，意見の一致をめざすのではなく，さまざまな〈声〉の創造的な交換をめざしていきます．さまざまなものの見方を尊重し，多様な視点を引き出すのです．誰か一人の考えが正しいということは決してなく，参加者全員の〈声〉が等しく傾聴され，誰の言葉や考えも同じくらいに重要であるという原則が共有されます．

　ポリフォニーには「外的なポリフォニー」と「内的なポリフォニー」があります．外的なポリフォニーとは，その場に集まった複数の人々によるポリフォニーです．対話の参加者のすべての人の〈声〉が聴かれ，尊重される状態をさしています．対話のファシリテーターは，その場でできるだけ多様な〈声〉が共存するような状態をめざし，それが妨げられるような動きに対処します．「内的なポリフォニー」とは，それぞれの人が自分の心の中にあるさまざまな考えや経験を探索し，矛盾していることも含めて，自分の中に複数の言葉が見つかり，それらが共存している状態のことです．内的なポリフォニーは，対話に参加しているそれぞれの人の内部で起きていることですが，対話のファシリテーターは，参加者の語りに内的ポリフォニーがあっても，つまり語り手から発された言葉の中に矛盾をはらむようなものがあっても，それを受け入れ，むしろその多様性を奨励していきます．

　対話の場に参加しているすべての人が，安心して〈声〉を発するこ

とができ，そこに多様な言葉の集合体からなるポリフォニーが形成される状態というのは，まるで一つのお盆に，たくさんの，さまざまな形をしたコップが載っているような状態を想像してもよいと思います．参加者は何かを語るたびに，自分のコップをそのお盆にそっと置いていきます．対話が終わる頃には，そこに多くのコップが載っていますが，その形や色はさまざまです．それは一つの全体に統合されたものとしての集合体ではなく，多様なままに共存している多様体なのです．

文 献
1) 桑野 隆. 生きることとしてのダイアローグ—バフチン対話思想のエッセンス：岩波書店；2021.
2) ミハイル・バフチン（桑野 隆，訳）. ドストエフスキーの創作の問題—付 より大胆に可能性を利用せよ（平凡社ライブラリー）：平凡社；2013.

対話の4つの形

　対話にはいくつかの類型があり，それぞれに異なったパラダイム[*1]や源流をもっています．ここでは対話のなかでも代表的な「熟議」，「哲学対話/哲学カフェ」，「ダイアロジカル・ミーティング」，「解放的対話」の4つについて説明したいと思います．

1　熟議

　「熟議（deliberation）」は，都市政策やまちづくりの分野で用いられている対話の方法です．複数の人が集まり，特定の問題や決定について意見や情報を開示し，慎重に考察し，可能な解決策を検討するための方法として行われます．熟議的なプロセスは，公正で包括的な討論を通じて合意形成に達することをめざします．

　ドイツの社会哲学者ユルゲン・ハーバーマス（Jürgen Habermas；1929年〜）の「対話的合理性（コミュニケーション的合理性）」の概念は，この熟議プロセスを理論的に裏打ちするものです[1]．ハーバーマスは，公共の場での理性的な議論によって最良の決定がなされるという理想を描きました．彼の理論は，熟議民主主義（deliberative democracy）の考えにもつながっています．熟議民主主義は，すべての参加者が平等に討論に参加し，それぞれの視点と理由を互いに尊重し，お互いに影響を与えることが可能な公開の場を提供します．

　都市政策やまちづくりの分野において，ハーバーマスの対話的合理性に影響を受けて発展したのが「協働モデル（collaborative model）」です[2]．協働モデルは「知識や価値は外的世界に単に客観的に実在し

[*1]　パラダイム（paradigm）とは，特定の分野，その時代において規範となる「ものの見方やとらえ方」をさします．科学史家トーマス・クーンによって提唱された概念．

て科学的探求によって"発見"されるのではなく，社会的相互作用過程によって積極的に"構成"される」とする社会構成主義の源流に立っています．都市計画やまちづくりにおいて，専門家も非専門家も同じ土俵に立ち，知識や価値を構成するものとして対等な立場で，対話を通して政策決定を行っていきます．

こうした「熟議」としての対話は，医療分野においてもむずかしい臨床倫理の事例について多職種が対話を通して検討する moral case deliberation（MCD）という方法などに応用されています．

2 哲学対話/哲学カフェ

哲学対話は，理解を深め，思考を洗練し，新たな視点や理解を生み出すための手法として，古代ギリシャのソクラテスの時代から現在まで行われています．その中心的な考え方はソクラテスの「無知の知」の考え方であり，真理は絶対的なものではなく，人々に問いを投げかけて答えを引き出すというやりとりの過程から深い知が生まれるというものでした．

哲学対話は，現代においてもさまざまな形で実践されており，特定の主題に関して深く掘り下げ，その主題についての理解を深めることをめざしています[3]．アメリカではじまった「子どものための哲学」やフランス発の「哲学カフェ」がその例です．子どものための哲学（Philosophy for Children：P4C）は，子どもに推論方法や議論のスキルを教えることをめざした教育運動のことで，1970年代にアメリカの哲学者マシュー・リップマン（Matthew Lipman；1923年〜2010年）によってはじめられました[4]．哲学カフェ（Philosophy Café, café philosophique）は，1992年にフランスの哲学者マルク・ソーテ（Marc Sautet；1947年〜1998年）がはじめたもので，彼はパリのカフェで毎週末，哲学について自由に討論できる場を設けました[5]．そこでは専門家だけでなく一般の人々が多く集ったため，哲学を哲学者だけの

ものではなく，一般の人々に取り戻したともいわれています.

　哲学カフェのアイデアはその後世界中に広まり，多くの国や地域で開催されています. また，イギリスにおいては科学技術について対話する「サイエンスカフェ（Science Café）」がダンカン・ダラス（Duncan Dallas；1940年〜）によって1998年にはじめられ，各国に広まりました[6]. 現在，これらの流れを組み，さまざまな領域において，自由に意見を交わして対話をする「対話カフェ」が存在しています. 私が2010年から行っていた「みんくるカフェ」も，医療・健康のテーマについて自由に話し合う対話カフェの一つです.

3　ダイアロジカル・ミーティング

　フィンランドではじまった「オープンダイアローグ（Open Dialogue）」や「未来語りのダイアローグ（Anticipation Dialogue）」をダイアロジカル・ミーティング（対話的ミーティング）と呼んでいます[7].

　オープンダイアローグは，フィンランドの西ラップランド地方で発展した精神保健の治療的アプローチで，1980年代に心理療法家のヤーコ・セイックラ（Jaakko Seikkula；1957年〜）たちによってはじめられました. 彼らのアプローチは統合失調症など精神障害の治療に大きな効果を上げています. オープンダイアローグでは，当事者とその関係者（家族や友人など）を囲んで，複数のセラピストが対等な立場で対話し，多様な視点と経験を尊重し，共有することをめざします. その中心的なものとしてミハイル・バフチンの「ポリフォニー」の考え方があります. オープンダイアローグにはいくつかの原則があり，たとえば「社交ネットワークの視点をもつ」，「不確実性に耐える」，「対話主義」などがあります.「社交ネットワークの視点」とは，当事者を家族や友人など社会的つながりの中でとらえ，その中で回復させていくという視点のことです.「不確実性に耐える」とは，答えのない不確かな状況に耐えることであり，「対話主義」とは，対話を続けるこ

とを目的とし，多様な声に耳を傾け続けることをさしています．

　未来語りのダイアローグは，オープンダイアローグとともに1980年代のフィンランドでトム・アーンキル（Tom Arnkil；1950年〜）たちによってはじめられました．オープンダイアローグと同じ原則をもとに，福祉や教育などの領域で，長期的な困りごとを抱えた人々に対して対話を行う実践です．対話によって，さまざまな視点と可能性を共有することで，当事者の心配や懸念を緩和し，課題についてポジティブな未来の可能性を探っていきます．

4　解放的対話

　解放的対話とは，ブラジルの教育学者パウロ・フレイレ（Paulo Freire；1921年〜1997年）が行った「対話」を重視した教育の方法をさしています[8]．彼は1950年代から，ブラジルの農村で，読み書きのできない農夫たちに，対話的教育によって識字教育を行うだけでなく，自分たちの境遇を考え，自分たちの生活を変えていく能力を育てるという新しい教育を行いました．

　フレイレの解放的対話・対話的教育の重要な特徴は，対話を教育の中心に据え，教師と学習者が対等な関係で知識を共有し，ともに学び，理解を深めることにあります．彼の教育方法は，学習者が自己の状況を理解し，自分を変えていく能力を育てていくことを重視しています．この過程をフレイレは「意識化（conscientization）」と呼びました．意識化とは，個人の生活に存在する抑圧されている部分と向き合うこと，それを解放していくことを意味しています．その背景には，貧困など社会的に不利な状況にある人々が，支配者たちによって生み出された「否定的な自己像」を内面化していることにフレイレが気づいたことにありました．

　彼の考え方は，途上国における識字教育だけでなく，抑圧された人々に知識と能力を与える「エンパワメント（empowerment）」の考

え方につながりました．エンパワメントとは，人間の潜在能力の発揮を可能にするよう，平等で公平な社会を実現しようとする考え方であり，世界の先住民運動や女性運動などの社会運動，また地域保健における健康教育など広い分野で応用されています．

　以上の4つの対話の類型を表にまとめると以下のようになります．しかし，これら以外にもさまざまな形で対話の実践は行われており，その実践の多様性と応用の広範さこそが対話の特徴とも言えます．

	熟議	哲学対話/ 哲学カフェ	ダイアロジカル・ ミーティング	解放的対話
パラダイム	対話的合理性 （ハーバーマス）	無知の知 （ソクラテス）	対話主義 （バフチン）	意識化 （フレイレ）
発祥・源流	ドイツ	ギリシャ	フィンランド	ブラジル
対話が めざすもの	合意形成	新しい意味・ 視点	ポリフォニー	エンパワメント
実践例	熟議民主主義， moral case deliberation	哲学カフェ， サイエンスカフェ， P4C	オープンダイア ローグ，未来語 りのダイアローグ	解放の教育， 社会運動

文　献
1)　中岡成文. ハーバーマス―コミュニケーション行為（現代思想の冒険者たち）：講談社；1996.
2)　石田　聖. 協働型プランニングの理論的展開と課題に関する考察―米国における議論を中心として. 熊本大学社会文化研究 2014；12：51-74.
3)　河野哲也, 編. ゼロからはじめる哲学対話（哲学プラクティス・ハンドブック）：ひつじ書房；2020.
4)　永井　均, 著, 内田かずひろ, 絵. 子どものための哲学対話：講談社；2009.
5)　マルク・ソーテ（堀内ゆかり, 訳）. ソクラテスのカフェ：紀伊國屋書店；1996.
6)　中村征樹. サイエンスカフェ：現状と課題. 科学技術社会論研究 2008；5：31-43.
7)　ヤーコ・セイックラ, トム・アーンキル（斎藤　環, 訳）. 開かれた対話と未来：今この瞬間に他者を思いやる：医学書院；2019.
8)　パウロ・フレイレ（三砂ちづる, 訳）. 被抑圧者の教育学―50周年記念版：亜紀書房；2018.

不確実性の耐性とネガティブ・ケイパビリティ

　不確実性の耐性（tolerance of uncertainty）はオープンダイアローグの原則の一つとされており，対話においてはとくに重要な原則としてあげられています．私がこの言葉に最初に出会ったとき，大きな衝撃を受けました．普通，医師のような専門家は不確実性を減らし，早急に解決を求めたがるものだからです．

　不確かさの中にとどまることがなぜそれほど重要なのでしょうか．不確実性の耐性について，日本におけるオープンダイアローグの第一人者である森川すいめい氏はこのように説明しています．「未来のことはすべて不確実です．答えが見つかったように思えても，すべては未来のことゆえに，そもそも答えがないのかもしれません．なのに支援者だけが頭の中で解釈を進めて，「この人はこういう人だ」，「あの人はここで住むことはできない」，「入院させたほうがいい」などと結論を出して，支援者だけが不確実なところから脱出している．よくあることです」と[1]．つまり，不確実な状態から抜け出しているのが自分だけになっていないか，自分の視点で相手を解釈し，解決したつもりになっていないか，ということです．

　ネガティブ・ケイパビリティ（negative capability）という言葉があります．日本語では「消極的能力」などと訳されていますが，不確実性の耐性と同様のことをさしています．精神科医の帚木蓬生氏は「どうにも答えの出ない，どうにも対処しようのない事態に耐える能力」と表現しています[2]．この言葉を最初に使ったのは19世紀のイギリスの詩人ジョン・キーツ（John Keats；1795年〜1981年）でした．彼は弟への手紙の中でこう述べています．

とくに文学において，人に偉業を成し遂げしむるもの，シェイクスピアが桁外れに有していたもの—それがネガティブ・ケイパビリティ，短気に事実や理由を求めることなく，不確かさや，不可解なことや，疑惑ある状態の中に人がとどまることができるときに見出されるものである．

(What quality went to form a Man of Achievement especially in Literature & which Shakespeare possessed so enormously—I mean Negative Capability, that is when a man is capable of being in uncertainties, Mysteries, doubts, without any irritable reaching after fact & reason)

(John Keats（ed. by Rollins HE). The Letters of John Keats Vols. 1 and 2 : Harvard University Press ; 1958[3]p193-4より)

　詩人であったキーツが手本にしていたのはシェイクスピアであり，読みふける間に，シェイクスピアがもつ「無感覚の感覚（the feel of not feel)」に気がつきます．それは対象に同一化して，作者がそこに介在していない境地でした．キーツにとって，真の才能とは個性をもたないで存在し，性急な到達を求めず，不確実さと懐疑とともに存在することでした．この能力こそが，シェイクスピアのように，他の人間がどう考えているかを想像する力に直結すると考えたのです．

　キーツの死後およそ 150 年が経ち，イギリスの精神科医のウィルフレッド・ビオン（Wilfred Bion ; 1897 年〜1979 年）によってネガティブ・ケイパビリティが再評価されました．ビオンは精神分析医であり，精神分析の実際について書いた 1970 年刊の『注意と解釈（Attention and Interpretation)』[4]においてキーツのネガティブ・ケイパビリティを引用しています．精神分析では，分析者と患者との間で言葉が交わされ，対話が行われます．そのとき，双方それぞれに「ものの見

方」というものがあります．ビオンはこの「ものの見方」を嫌いました．あまりにも固定した一方的な視点だからです．自分の「ものの見方」にとらわれずに，もっと広い視野をもち続けること．このとき分析者が保持していなければならないのが，キーツのネガティブ・ケイパビリティである，と．つまり，不可思議さ，神秘，疑念をそのままもち続け，性急な事実や理由を求めないという態度です．さらにビオンは，ネガティブ・ケイパビリティが保持するのは，形のない，無限の，言葉では言い表しようのない「非存在の存在」であり，この状態は，記憶も欲望も理解も捨てて，はじめて行き着ける境地である，と述べています．「記憶も欲望も理解も捨てて」相手に臨む態度というのは，普通の専門家が考える姿勢とは真逆であり，大きな衝撃を受けたと精神科医の帚木蓬生氏は述べています．

　文学の世界でキーツが言及し，精神療法においても治療者に求められるものとしてビオンが提唱したネガティブ・ケイパビリティは，「対話」という行為においても重要なことだと考えられます．哲学者のレヴィナスが言うように，対話とは自己の理解のうちには決しておさまることのない「他者」に出会うことであるとするならば，その他者の本質に迫ろうとするとき，どうしても性急に答えを出そうとするような態度は控えねばなりません．オープンダイアローグにおける「不確実性の耐性」の説明で，森川すいめい氏は「何かよいアイデアが浮かんでしまったということは，その場にとどまっていなかったときでもあります」と述べています[1]．思いついたものは，たいてい相手の話の一部分だけにしがみついて生み出したアイデアに過ぎない，むしろアイデアを思いついたときには不確かさにとどまっていなかった，と考えるわけです．
　不確かさ，不可思議さ，神秘や疑念の中にとどまり続けることは，一見まわりくどく，解決に至らない消極的な方法のように思えます

が，対話においてはもっとも重要で，中心的なことだと私は考えています．性急に解決を求めようとする現代の社会においては，とくにむずしいことの一つかもしれません．しかしながら，人間や社会というものを深く理解しようとすれば，その奥にある無限へとつながる扉への鍵が，ネガティブ・ケイパビリティにあるような気がしています．

文　献
1) 森川すいめい．オープンダイアローグ：私たちはこうしている：医学書院；2021．
2) 帚木蓬生．ネガティブ・ケイパビリティ：答えの出ない事態に耐える力：朝日新聞出版；2017．
3) John Keats（ed. by Rollins HE）. The Letters of John Keats Vols. 1 and 2：Harvard University Press；1958．
4) Wilfred BR. Attention and Interpretation：Tavistock Publications；1970.（Reprinted Karnac Books, 1984）.

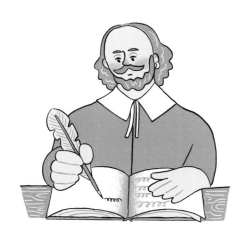

対話をやってみよう1
医療/ケア/福祉に
おける対話

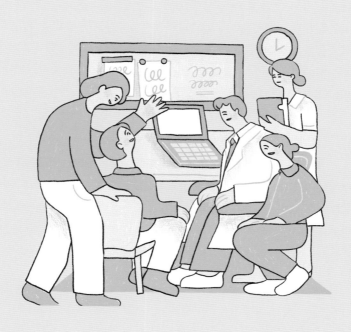

2.1 医療/ケア/福祉現場で ダイアローグを実践する

医療や福祉の現場におけるダイアローグ

　あなたが医療・福祉関係者だった場合，患者や利用者との対話は，日常的に経験していることでしょう．しかし，患者や利用者と，深い意味で〈対話〉するのは容易なことではありません．以下では，日常的な意味での対話ではなく，本書で述べている「対話の原則」を大事にするような対話実践のことを「ダイアローグ」と表記したいと思います．

　医療や福祉の専門職である場合に，あなたには専門家としてのスキルを利用して，患者や利用者を支援することが求められていると思います．ダイアローグを応用した場合，相手を支援することには間違いないのですが，治療することや改善すること自体を目的としません（治療を目的とするのはダイアローグではなく，セラピーです）．ダイアローグにおいては「不確実性に寛容」になること，つまり，結論や解決を早急に求めない姿勢が大事ですし，「ポリフォニー」を重視するならば，解決への道は専門職が一方的に提示するのではなく，ダイアローグに参加するすべての人の相互作用から生まれると考えます．

　したがって，**専門家として患者や利用者に接する場合であっても，「相手を治療したい」という欲求を一度手放しましょう**．いわば，専門家としての〈鎧〉を脱ぐのです．もちろん，医療や福祉の制度の中で臨床を行う限り，完全にその枠組みを取っ払うことはできませんが，ダイアローグの空間においてはそのように振る舞うことが大事だと私は考えています．

いつ，どこで，どのようにダイアローグを行うか

　あなたが医師や看護師である場合，何らかの病いを抱えた人に対してダイアローグを実践する場面があるでしょう．たとえば，外来診療や在宅ケアにおいて，適切な時間と場所を確保できれば，いつでも実践することが可能です．私は，プライマリ・ケアの診療場面においてダイアローグを実践していますが，外来で時間がないときは，次回受診のときに最後の枠で予約をして，十分に時間を確保できるようにしています．在宅ケアにおいては，患者・利用者の自宅において，時間を確保してダイアローグを行うことが可能です．

　時間そのものも大事ですが，心理的に余裕があることがもっと大事です．何か別のことが気になっていたり，その後に別の用事があったりして急かされているときは，心地よいダイアローグが行えません．たとえば15分程度の比較的短時間であっても，適切な環境と設定で行えば，心地よいダイアローグが実践できます．理想的には30分～1時間くらいを予定して行うのがよいでしょう．

　1対1の二者間でもダイアローグは行えますが，できるだけ三者以上にするのが望ましいと言えます．二者間よりも三者間以上のほうが，ポリフォニーとしてのさまざまな〈声〉の多様性の広がりが大きくなります．患者・利用者にとっての重要他者である家族や支援者にもダイアローグに参加してもらうなど，患者・利用者が一人である場合には，専門職が二者以上（医師と看護師，看護師と心理士など）になるほうが望ましいでしょう．

　ソーシャルワーカーや福祉専門職の場合は，医療機関の外で行うダイアローグの機会も多いかと思います．やはり同様に，ある程度の時間と，ゆっくり話ができる場所を確保して行うのがよいでしょう．プライバシーに配慮し，当事者が安全で安心できると感じられる場所で

行うのが基本となります.

ダイアローグの流れ

　通常の診療やケアではなく，ダイアローグとしての時間を設定するのであれば，あなたは治療者としての役割からいったん降りて，ファシリテーター(対話の促進役)として振る舞います．導入においては，ダイアローグの目的の説明，参加者一人ひとりに自己紹介をしてもらいます．また，簡単に「約束事」を話します(自由に発言できること，お互いが対等であること，守秘義務など).対話の原則である「不確実性に寛容になること」や「いま，ここを大事にすること」，「正解を求めず多様な考えを聴くこと(ポリフォニー)」を簡単に伝えてもよいでしょう.

　最初はオープンクエスチョンからはじめます.「今日は何について話しましょうか？」，「この場にどんなことを期待しますか？」などです．いったん，この場に期待することを参加者全員に聞くことで，ファシリテーターが全員に関心をもっていることを伝えつつ，それぞれの期待や考えを早めに把握することができます.

　前半は主に患者・利用者の話を聴く時間として，十分に心配事や懸念を語ってもらいます．その後，徐々にその場にいるほかの人に話を聴いていき，ポリフォニーを広げていきます．周りの人の話を聴いて，どう感じたかをまた患者・利用者に聴いてもいいでしょう．ファシリテーターは，対話の原則を踏まえて，断定的な言い方や，確定的なアドバイスをしないように心がけます．ファシリテーターとして話すときは，(患者の主治医であっても)専門家としての医学的な助言ではなく，そのダイアローグの場で感じたことを丁寧に言葉にして，応答していきます.

ダイアローグが進むにつれて，その場の相互作用から新しく生まれた話の流れや，新しい「意味」に注意を向けていきます．そのうえで，患者・利用者の今後の病状に関する見立てや，あなたの解釈を伝えるのは問題ありません．ただし，相手に対して自分が問題の解決者であるというように振る舞わないようにしましょう．ダイアローグがある程度進んでいくと，患者・利用者は内的ポリフォニーと外的ポリフォニーをうまく取り込みながら，自ら状況を改善するための糸口をつかんでいきます．

　ダイアローグの締めくくりは，時間に余裕があれば，最後に話しておきたいことや，感想を聴いたりして丁寧に行います．次の面談のときまでの方針を確認したりしてもよいでしょう．

診察室での患者との ダイアローグ

さまざまな訴えのある患者とのダイアローグ

❮ ある 40 代女性とのダイアローグの例 ❯

　あるとき，私の外来を紹介受診された 40 代女性の A さんは，めまい，倦怠感，微熱などさまざまな症状に悩まされており，それまでかかっていた医師により種々の検査が行われていましたが，原因は不明でした．紹介状を見る限り，必要な医学的検査はすべてされており，私が追加で行うべき検査はほとんどないという状態でした．したがって，私は A さんとダイアローグによって向き合おうと考えました．その後，数カ月の A さんとの対話を中心とした診療を経て，彼女の症状と状況は少しずつ変わっていきました．A さんとのダイアローグの実際を以下に紹介し，振り返ってみたいと思います．

Session 1

患者：A さん（40 代女性，既婚）

主な経過：数年前から生理痛がひどく，約 1 年前に婦人科を受診したところ，子宮内膜症の疑いと言われ，偽閉経療法（女性ホルモンを下げる薬を投与し，人工的に閉経状態にする治療）を行った．しかし副作用のため中止となり，子宮全摘術を行った．腹痛は改善したものの，めまい，倦怠感，微熱などが出現し，体調がすぐれない．仕事にも支障が出てくるようになり，休職中．婦人科および心療内科で加療を続けていたが改善せず，種々の採血検

査および画像検査等でも明らかな異常はなく，「自律神経失調症」と診断されていた．しかし体調が改善しないため，総合診療外来を勧められ，Ａさんは筆者の外来を訪れた．

初回の面接にて

私「Ａさん，はじめまして．紹介状を読ませていただきました．改めて，経過を聞かせていただけますか？」

Ａさん「はい，………といった経過です」（この間20分ほど話される）

私「なるほど．たくさんお話を聞かせていただいてありがとうございます．いまは，どのようなところがつらいですか？」

Ａさん「毎日，からだがだるく，めまいがして，長く歩くことができません．身体のあちこちが痛かったり，微熱が出るときもあります．めまいが起きると，吐き気がするときもあります」

私「それはおつらいですね．いま，お仕事は休まれている」

Ａさん「はい．大変やりがいのある仕事だったんです．オーバーワーク気味かなとも感じていましたが，プロジェクトを任されて，はりきっていたので．いまは，仕事のことはまったくできていなくて，家で寝てばっかりです」

私「そうですか．仕事に大変やりがいを感じていらしたんですね．しかし，それだけ長時間働かれると，毎日，とても疲れていらしたでしょう」

Ａさん「いえ，疲れもほとんど感じることなく，毎日遅くまで働いていました．私にはピッタリな仕事だと感じていたので，とにかくがむしゃらだったんです」

私「なるほど．Ａさんにとっては天職のような，ぴったりの仕事だったんですね．ところで，子宮の手術をされたということで，

これは結構大きな決断でしたね」

Ａさん「はい，そうなんです．実は，夫と結婚して７年経つのですが，不妊治療もしていたんです．しかし，今回のことでどうしても体調が改善せず，治療を優先するということで，子宮を取ることにしました」

私「それは，とてもつらい決断でしたね．子宮を取られるということは……」

Ａさん「いえ，それはもう病気の治療のためということで，そんなにショックではなかったです」

私「そうですか……．いろいろとお話を聞かせていただきありがとうございます．これまでの経過とお気持ちについてのＡさんのお話，そして前の病院で行った検査結果などを総合して，いま，私が考えていることをお話ししてもよろしいですか」

Ａさん「はい，お願いします」

私「現在，めまいを中心とした体調不良があって，それが非常に長く続いているということで，Ａさんとしては，お困りになられている．いろんな検査をしても明らかな異常がなく，ご自分でも原因がわからずに困っている，とそういうことでしたね」

Ａさん「そうです」

私「Ａさんの症状は一つの原因で説明できるものではなさそうで，正直に言うと，現段階で私もはっきりとはわかりません．しかし，症状というのは身体的な異常のみですべてが起きるのではなく，身体的，心理的，社会的な要因が複雑に関連し合って，症状が出ると考えています」

Ａさん「はい」

私「身体的異常は明らかなものはないとはいえ，一時，子宮内膜症があり，偽閉経療法と子宮全摘をしたというのは，Ａさんの身

体にとって大きな変化でした．ホルモンバランスが大きく変わり，ちょっと早めの更年期障害に近い状態になっているのかもしれません」

Ａさん「ええ」

私「それに加えて，身体的なところ以外に，社会的には，やりがいがあった仕事がいまできていないということに大きな焦りを感じておられるのではないでしょうか」

Ａさん「はい，確かにその通りです」

私「Ａさんの場合，毎日のように遅くまで会社でがんばられていたということですね．がんばり屋さんは，自分の身体が疲れていても，その身体の声を無視して，がんばり続ける傾向にあり，Ａさんも当時そのような状態だったのかもしれません」

Ａさん「たしかに，その傾向はあります」

私「そして，その身体が"悲鳴をあげる"ような形で，子宮内膜症という病気が悪化した，とも考えられるのです．それで子宮を取るという決断をされたわけですが」

Ａさん「なるほど……」

私「こう言ってはＡさんのお気持ちと少し違う見立てになってしまうかもしれませんが，もし違っていたらごめんなさい．Ａさんにとって，やはり子宮を取って，子供をつくるということを諦めるというのが，大きなことだったのではないかと思いますが，いかがでしょうか」

Ａさん「いや，それは自分でも納得していたので……でも，自分でもよくわかりません」

私「そうですか．いずれにしろ，この一年でＡさんに起こったことは，子宮の手術に加えて，やりがいのあった仕事の休職など，とても大きなことの連続でした」

Aさん「確かに，そうかもしれません」

私「ほんとうに，大変な経験をされて，よくがんばっておられると思いますよ」

Aさん「はい……」

私「少しずつ，これからよくなると思いますので，今日は，更年期障害に対する漢方薬を処方しておきますね．そして次回以降，改めて今後の計画を立てていきましょうか」

Aさん「はい，ありがとうございます」

2回目の面接にて（初診から約1カ月後）

私「Aさん，こんにちは．その後，いかがですか」

Aさん「はい，全般的に体調が少しずつ回復してきているように感じます」

私「それはよかったです．めまいも少しは改善していますか」

Aさん「そうですね．まだ疲れやすく，歩くとめまいが出ることもありますが，前回先生のお話を聞いてから，ちょっと外に出てみようと思って，少し外を歩く時間を増やしたんです」

私「それは，素晴らしいです！　その他に何か変化はありましたか？」

Aさん「そうですね．会社のほうの復職について，少しめどが立ってきたように思います．会社の産業医の先生と面談があるのですが，今度，復職のことについていろいろ聞いてみようと思います」

私「そうですか．まだまだ体調には気を遣われたほうがいいので，復職については焦らずに進めていきましょうね．しかし，仕事をするということは，Aさんにとって一つの生きがいだったと思うので，それをまたやれる可能性があるという希望が見えてき

たのはよいことですね」

Aさん「はい，そうなんです！……あと，先生に前回聞いた話を夫ともしてみたんですが，やはり子供をつくることができなくなったというのは，私たち夫婦にとって大きなことだったということを改めて感じています．自分が思っていた以上に，実は大きなことだったんだなあと」

私「そうでしたか……それをご主人と話すことができたというのは，とてもよいことだったと思いますよ」

Aさん「はい，ありがとうございます」

私「少しずつ，よくなってきているようですから，またこのまま様子をみていきましょう」

3回目の面接にて（初診から約3カ月後）

私「Aさん，こんにちは．その後，いかがですか？」

Aさん「はい，実は体調がものすごくよくなりまして．いま，久しぶりに，調子がよいのです」

私「それは，素晴らしいですね！　何があったんですか？」

Aさん「実は，会社の人事部の方に，いままで感じていた会社に対する不満とか，困っていることとか，全部，正直に話してみたんです．そしたら，その人がすごく親身になってやさしく話を聞いてくれまして．それで，うれしくて，安心したのか涙が出ました．今後の復職に関する希望についても伝えることができまして」

私「それは，ほんとうによかったですね．その方にも，Aさんの気持ちが伝わったんですね」

Aさん「はい，そうなんです．そしたら，なんかものすごくすっきりして，その夜，一年ぶりくらいにぐっすりと眠れました．夫とも復職について具体的な話をしています」

私「そうでしたか．Ａさんが，自ら事態を前に進めるために，思い切って会社の人に話をされたことがとてもよかったんでしょうね」

Ａさん「はい，そうだと思います．以前は会社側の人には，ちょっと不信感を抱いているところもあり，全部気持ちを言えなかったので」

私「なるほど．めまいや微熱のほうは，どうでしょうか？」

Ａさん「かなりよくなってきています．まだ疲れやすいというのはありますが，外出もだいぶできるようになりました」

私「それは，よかったです」

Ａさん「最初の受診のとき，先生があんなに真剣に話を聞いてくれたおかげです．いままで，あんな風に話を聞いてくれたお医者さんがいなかったので，本当に感謝しています」

私「いや，私はほとんど何もしていないですよ．ただ，Ａさん自身がとてもがんばられていたので，それを少しサポートしたくらいです」

Ａさん「本当にありがとうございました」

私「これからも，また復職後のこともありますし，一緒にがんばっていきましょう」

Ａさんとのダイアローグで何が起こっていたのか

Ａさんと私の対話において，どのようなことが起きていたのでしょうか．私の中の心の動きやＡさんの状況の変遷を，対話の原則とともに振り返ってみたいと思います．私は，まずＡさんを**「自律神経失調症」などの病名でみるという視点を手放しました**（**不確実性に寛容になる**）．初回の面接の冒頭では，Ａさんが自分の病いの物語を語り終え

るまで，私は聴くことに徹しました（**「聴くこと」**と**「話すこと」を分ける**）．この間，Aさんの語りの内容だけでなく，そのときの表情や声のトーン，身振り手振りなどにも注意を向け，全身全霊でAさんの語りを受け止めます（**応答する**）．話を聞いているときはあまり先のことを考えず，その瞬間瞬間を大事にしながら，自分の中に自然に生まれてくる考えや気持ち，解釈などに注意を向けました（**「いま，ここ」を大事にする**）．

その後，Aさんの語ってくれたこと，Aさんの感じているであろう不安や苦悩などに言及しながら，Aさんの言葉を使って応答していきました（**応答する**）．このとき，ふだんの「専門家としての視点」から少し離れている感覚があります．医学的診断を下したうえでの統計学的な証拠を用いた説明ではなく，自分にも確かなことはわからないのだけれども，いまお話を聴きながら感じたことや考えたことを共有するという姿勢です．それでも，その解釈や見立ては正しくないかもしれない，という謙虚さを常にもちながら，話していきます（**不確実性に寛容になる**）．

Aさんのさまざまな症状は何から来るのか，果たして症状は改善していくのか，それは私にとっても不確実なままでした．しかし，不確実であいまいな状態を受け入れつつ，Aさんとの対話を続けること自体をめざすというバフチンの「対話主義」を大事にしつつ診療を続けていったところ，結果としてAさんの状況と症状は大きく改善していきました（**ポリフォニーをめざす**）．結果として，多くの人の〈声〉が集まり，「ポリフォニー」を形成していました．なぜなら，Aさんの中では，自分自身の〈声〉と，私の考えや解釈による〈声〉が，多少矛盾しながらも共存していたように思えるからです．とくに，Aさんが治療のためとはいえ「子宮を失った」ことの意味について，当初Aさんの考えと私の考えは異なるように思えました．そこに夫との対話が

促されたことによって，夫の〈声〉もそこに共存していき，新たな解釈にＡさんはたどり着いたと考えられます．

　また，会社の人事部の方との対話によって，その人の〈声〉も取り入れて，Ａさんの病いの意味付けが大きく変わることとなりました．そういう意味では，診察室における対話はＡさんと私の二者のやり取りでしたが，**継続的に対話を続けていくことで，そこには夫や会社の人など四者（以上）の複数の〈声〉が混じり合い，ポリフォニーを形成していき，それがＡさんの回復を促す資源となった**のです．

慢性的な痛みを訴える患者とのダイアローグ

❮ ある50代男性とその家族とのダイアローグの例 ❯

　あるとき，私の外来を慢性的な痛みのある50代の男性が訪れました．慢性疼痛の患者さんは，さまざまな原因が複合して症状につながっていることが多く，一つの病気や原因だけを探るのではなく，患者さんを取り巻いている状況を，対話によって全体的に理解していくことが重要です．

　また，医療専門家は，患者さんの痛みの原因を突き止め，それを解決しなければという視点に陥りがちです．もちろん，痛みがよくなるに越したことはありませんが，相手のことをまずは理解しようとする姿勢で臨み，対話の前提である「他者へのまなざし」，つまり「他者とは常に自己の理解を超える存在」ということを思い出して，ダイアローグに臨みます．以下では，慢性疼痛の男性とその家族，私との三者でのダイアローグの例をみて，振り返ってみましょう．

Session2

患者：B さん（50 代男性，既婚）

主な経過：3〜4 カ月前から，体中が痛い．腕や足の筋肉や関節の痛みがある．一日中続き，体もだるい．食欲があまりなく，体重が 3 kg ほど落ちた．発熱はない．近くのクリニックを受診し，採血検査をしてもらったが，関節リウマチや血管炎，膠原病[*1] に関するマーカーは陰性，白血球や CRP（C 反応性蛋白）[*2] も正常であった．鎮痛薬（ロキソプロフェン）を 2 週間処方され，内服したが，あまり効果を感じなかった．クリニックの医師に，総合診療外来の受診を勧められ，B さんは妻とともに筆者の外来を訪れた．

初回の面接にて

私「B さん，奥様，はじめまして．○○と申します．紹介状を読ませていただきました．奥様，どうぞもう少し椅子をこちらのほうに…」

（B さんのやや後ろに座っていた妻の椅子を，私からほぼ同じ距離に動かしてもらい，私と B さんと妻で車座になるように調整する）

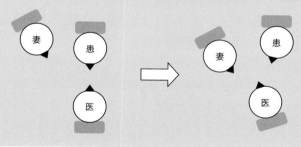

[*1]　関節リウマチや血管炎は膠原病の一種で，全身の関節や筋肉に痛みを起こします．膠原病とは，全身の血管や筋肉，関節に炎症がみられる病気の総称．

[*2]　CRP（C 反応性蛋白）とは，炎症や細胞・組織破壊が起こると血中に増加する蛋白質．感染症や慢性炎症の状態で高くなります．

私「Bさん，あらためて症状の経過について教えていただいていいですか？」

Bさん「はい，とにかく体中が痛いんです．体もだるくて，つらいので来ました……」

（この後，私とのやりとりの中で，症状の詳細について語られる）

私「なるほど，体のふしぶしの痛み，筋肉痛，肩こり，倦怠感や食欲の低下があるということですね．体重も少し落ちていらっしゃる．とてもおつらいと思います．奥様から見て，Bさんの症状はいかがでしょうか」

妻「はい，側から見ていても，しんどそうで……夜も眠りが浅いみたいで，ぐっすり眠れていないようなんです」

私「それはとても心配でしょう……奥様から見てもやはり痛みがひどくて，Bさんの生活に影響が出ているということですね」

妻「はい，私は仕事のほうが関係あるのではないかと思っているのですが……」

私「仕事の関係ですか……たしかこの春に部署異動になられたんでしたね？」

Bさん「そうなんです……」

私「どんな仕事の内容に変わったのか，差し支えなければ詳しく教えてもらってもいいでしょうか」

Bさん「はい，結構体を使う部署に異動になりまして，重いものの運搬も多いところなんです」

私「それは大変ですね……睡眠も浅いとなると，疲れがなかなかとれないのではないでしょうか」

Bさん「それもあるかもしれませんが，もう何カ月も続いているし，別の病気があるのではないかと心配で……」

私「なるほど，何か病気が隠れているのではないかと心配なのですね」

妻「はい，でも仕事のストレスも関係しているかもしれません．上司の方と……」

Bさん「それは，いいから」

私「わかりました．いろいろとありがとうございます．それでは，身体の診察もさせていただきますね」

（関連する身体診察を行うが，とくに異常は認められない）

私「Bさん，奥様，お話を聞かせていただきありがとうございました．いま，お話を伺い，身体を診察した範囲では，原因ははっきりしません．ただ，Bさんも心配しておられるように，何か病気が隠れているといけませんので，こちらで追加して検査させてもらい，また後日，結果をお伝えいたしますね」

Bさん「ありがとうございます」

私「奥様が心配されているように，職場のストレスというのも，体の痛みを悪化させる元になることもあります．次のときで構いませんので，またお仕事のことや，心配されていることがあれば，何でも聴かせてくださいね」

Bさん「わかりました」

妻「先生，ありがとうございます」

2回目の面接にて（初診から約2週間後）

私「Bさん，奥様，こんにちは．その後，体調のほうはいかがですか」

Bさん「はい，少しだけ軽くなってきているような気もしますが，まだ続いています」

私「少し上向きになったのは，希望がもてますね！　奥様はいかがでしょうか」

妻「はい，前回，先生にとても丁寧に話を聴いてもらったのがよかったみたいで，主人も少し明るい表情が出るようになりました」

私「そうですか．奥様もとてもよく支えてくださっていると思います……前回の検査結果についてお伝えしますね」

Bさん・妻「はい」

私「追加の検査もすべて陰性で，私が心配していたほかの病気もおそらくなさそうです」

Bさん「そうですか……そうすると，この痛みはなぜ起きているんでしょうか？」

私「そうですね．はっきりとはわからないのですが……奥様は何か思われていることがありますか？」

妻「この症状が出はじめたのが，ちょうど部署異動になったときからなんです」

私「なるほど」

妻「それで，主人とも話したんですが，この症状が出て仕事がつらいということを，上司の人に言えていないみたいで」

Bさん「上司とウマが合わなくて．それで，ずっと気にはなっていたんですが，いまの部署で仕事を続けるのが厳しいので，しばらく休職しようかということも考えています」

私「そうだったんですね……話しづらいことを教えていただいてありがとうございます．いまのところの，私の見立てを少しお話させていただきますね」

Bさん「お願いします」

私「こうした慢性の痛みが出る病気というのは実際にいくつかあ

りますが，検査結果からはおそらくないと思われます．それで，ちょうど痛みが出はじめたのが，体を使う部署に移られた時期であり，痛み方も筋肉痛に矛盾しない症状です．ただ，なぜこれだけ長引いているかというと，おそらくストレスの影響が大きいのではないかと考えています」

Ｂさん「やはり，そうですか……」

私「上司の方に，この症状を言えないということも，相当おつらかったのではないでしょうか」

妻「そうなんです．改めて，主人とも話し合ったのですが，上司に正直にいまの症状を伝えてみて，そこからまた考えてみようと話しています」

私「そうでしたか．私も伝えてみてもいいと思いますよ」

Ｂさん「実は，妻に正直にそう言ってもらえて，少し楽になったところがありました．休職するとなると，それはそれで大変なので…」

私「もしかすると，これからもっと痛みも改善する可能性もありますよ．心の奥につかえていた針のようなものが取れると，こうした痛みがすっかりなくなってしまうという患者さんも経験していますので」

Ｂさん「先生，ありがとうございます」

妻「ありがとうございました」

私「また，次回様子を教えてくださいね」

その後の経過

その後，Ｂさんは会社に自分の症状のことを話し，相談のうえ，部署異動が認められた．約１カ月後の３回目の面接時には，痛みの症状はほとんどなくなっており，食欲も戻って，不眠も改善し

ていた．部署異動で肉体的負荷が減ったことも原因だが，Bさん
は2回目の受診の翌日からかなり痛みが軽くなったと教えてくれ
た．

Bさんとのダイアローグで何が起こっていたのか

　慢性疼痛の患者さんとのダイアローグのケースです．慢性疼痛と
は，3カ月間を超えて持続もしくは再発する痛みのことで，原因は多
岐にわたります．検査によって，がんや膠原病，整形外科的な疾患が
見つかることもありますが，不安などの心理的因子や，職場の状況な
ど社会的因子も複雑に絡んでいることが多くあります．また，検査を
しても特定の疾患が見つからず，原因がはっきりしないという場合も
少なくありません．このような場合こそ，不確実性を大事にするダイ
アローグを進めることによって，患者さんをとりまく状況に新しい地
平を開く可能性がもたらされます．

　また，今回のケースでは家族の同伴がありました．二者間のダイア
ローグよりも，三者以上のダイアローグのほうが，より豊かな対話的
空間がもたらされ，ポリフォニーをめざしやすくなります．家族とと
もに患者が訪れている場合は，家族を巻き込み，ダイアローグを実践
するチャンスだととらえましょう（**ポリフォニーをめざす**）．

　ダイアローグのための準備として，冒頭で述べたように，まずは「他
者へのまなざし」を思い出します．「慢性疼痛の原因は何か」という病
名ラベリング的な視点ではなく，「この患者さんが抱えている困難や
全体的状況はどのようなものだろうか」という人間の全体的理解の視
点で臨みます．そして「対等であること」の準備として，**椅子の配置
と向きの調整を行い，お互いが対等な姿勢で向かい合うようにしまし
た**．これらは些細なことに思えますが，大きな違いを生み出します．

なぜなら，ちょっとした椅子の再配置だけでも，患者さんや家族に「この医療者は自分たちに向き合おうとしてくれている」という信頼と安心をもたらすからです．

初回の面接では，話し手自身の言葉を使って「応答する」ことを多く行っていました．たとえば，「奥様から見てもやはり痛みがひどくて，Bさんの生活に影響が出ているということですね」や「なるほど，何か病気が隠れているのではないかと心配なのですね」という繰り返しです．相手の言葉を繰り返して使うというのは，シンプルなことですが，非常に重要なことです．**繰り返しは，「いま，ここを大事にする」原則にもつながります．**私たちは，どうしても相手の話を聴いているときに，「いま，ここ」から離れてしまい，先回りしてしまうからです．先回りせずに相手の話の現在にとどまり続けるためには，相手の言葉を繰り返すことが役に立ちます（**応答する**）．

また，2回の面接のいずれにおいても，家族をダイアローグの対等な参加者として迎え入れています．初回の面接の早い段階で「奥様から見て，Bさんの症状はいかがでしょうか」と，家族の方にも自由に話してもらえるような促しをしました．患者さんに同伴する家族の多くが「自分はあまり話してはいけないのではないか」と感じています（それが，患者さんのやや後ろに座るという行為に表れています）．医師と患者，あるいは医師と家族の間のやりとりだけでなく，患者さんと家族の間のやりとり（対話）が生まれるような場づくりができれば理想的です．

2回目の面接では，検査結果を踏まえて，医師としての見立てを話しています．ある程度「説明モード」になっているのですが，ここでも「不確実性に寛容になる」原則を忘れているわけではありません．話しているのは，あくまで医療者としての解釈であって，それが唯一正しいわけではありません．むしろ**「私の解釈としてはこのように考**

えていますが，どうでしょうか（あなたはどうお考えになりますか）」**という不確実性に開かれた姿勢で話を進めています**（**不確実性に寛容になる**）．

　結果として，Ｂさんは妻と家で話し合ったことで，上司に相談する決心がつき，職場の状況を変えていくことができたようです．これが症状の全般的な改善にもつながったように思えます．Ｂさんのさまざまな症状は，身体的なものというよりはむしろ，職場での労働状況と上司との人間関係，症状について上司に話せないこと（職を失う不安），妻との対話的関係性などによって複雑に構成されていたと考えることができます．今回，医師と家族とのダイアローグをきっかけとして，Ｂさんは自宅でも妻と対話を進め，職場の上司に症状を打ち明けるという勇気ある行動に出ることができました．これをきっかけとして，Ｂさんをめぐる状況は大きく変化したわけですが，そこには家族や上司，医師など他者の〈声〉を取り込みながら，Ｂさんが自分を取り巻く状況の見方を変えていったという「ポリフォニックな変化」が起きていたのだと思います．

2.3 患者・家族をめぐるダイアローグ

アドバンス・ケア・プランニングに関するダイアローグ

　アドバンス・ケア・プランニングとは，将来の変化に備え，将来の医療およびケアについて，患者さんを主体に，そのご家族や近しい人，医療・ケアチームが，繰り返し話し合いを行い，患者さんの意思決定を支援するプロセスのことです．最期の場所をどこで迎えるのか，延命治療を行うのかどうか，患者さんにとって意思決定をするのは簡単なことではありません．また，医療従事者にとっても，どのように話を進めればよいのか，一筋縄ではいかないと感じている人も多いでしょう．

　アドバンス・ケア・プランニングの話し合いを円滑に進めるためには，その対話の場に参加するすべての人が自由に発言でき，かつ誰の意見も等しく尊重されるというダイアローグの原則が重要となります．また，患者さんが最期の場所をどこでどのように迎えるのか，その答えは常に不確実性に開かれていると言えます．不確実性に寛容になり，ポリフォニーをめざすダイアローグは，アドバンス・ケア・プランニングのような「正解」のない話し合いにおいて，とくに価値をもつでしょう．

ある 70 代女性とその家族とのダイアローグの例

Session3

患者：Ｃさん（70 代女性，息子と二人暮し）

主な経過：Cさん（70代女性）は，2カ月前に膵癌ステージ4と診断され，現在，モルヒネ製剤を内服している．時折，腹痛や嘔気があるものの，比較的症状は落ち着いており，訪問診療を受けながら自宅で療養している．身の回りの世話は同居の息子（40代）が行っている．余命は数カ月と言われており，今後のケアや最期のときの方針について，Cさん・息子さんとともに訪問している医療スタッフで話し合いをすることになった．

Cさんの自宅にて

Cさん，息子さん，医師，看護師，ケアマネジャー（CM）が車座になって座っている．

医師「今日はお集まりいただき，ありがとうございます．今日はCさんの今後のことについて話し合いをするために，息子さんを交えて，私たちも集まらせていただきました．Cさん，今日のご体調はいかがですか」

Cさん「はい，大丈夫です．皆さん，お忙しいところ申し訳ないです……」

医師「いえいえ，今日はCさんが主役ですから．息子さんも，今日はありがとうございます」

息子「こちらこそです．母も普段，自分に気を遣っていると思うので……このような機会はありがたいです」

医師「スタッフも改めて自己紹介しましょう．医師の〇〇です」

看護師「看護師の〇〇です」

CM「ケアマネジャーの〇〇です」

Cさん「皆さんにはいつもお世話になってます……」

医師「今日はCさんが今後どのように過ごされたいのか，Cさん

が一番過ごしやすいような形にするために，話し合いたいと思っています．私が司会をしますが，私が何かを決めるわけではありません．ここでは誰もが自由に発言できますし，誰の意見も等しく尊重されます．それでは，まずCさんが，いま感じている心配なことや，いま話してみたいことを自由にお聞かせください」

Cさん「そうですね……先生，痛みがひどくなって，動けなくなってきたら，やっぱり入院したほうがいいでしょうか」

医師「痛みがひどくなってきたら自宅で過ごすのがむずかしいんじゃないか，ということが心配なんですね」

Cさん「はい……」

看護師「Cさん，何か自宅で過ごすうえで不安なことがありますか？」

Cさん「入院したほうが痛みはよくとれるんじゃないでしょうか」

医師「痛みが悪くなった場合のことがご不安なのですね」

Cさん「ええ」

医師「Cさんが最期までご自宅で過ごされたいというご希望であれば，必ずしも病院に行く必要はなく，ご自宅でも痛みをしっかりとる治療ができますよ」

Cさん「そうなんですか……でも息子に迷惑をかけたくないし……」

医師「なるほど．ご家族に迷惑をかけたくないという思いがあるのですね．息子さんは，どう考えておられますか」

息子「私としてはできるだけ家で過ごさせてあげたいと思っています．『迷惑かけてもいいじゃない』って母に言うんですけど……」

看護師「『迷惑かけて』って言える息子さん，素晴らしいと思いま

す！」

医師「本当にそうですね．ケアマネさんは，どう思われますか」

CM「そうですね，Cさんはこれまで自分のことは自分でやって
こられた人ですから．Cさんの気持ちもよくわかります．あとは，
具体的に今後どんな介護サポートが必要になるのか，そのあたり
がイメージできると，Cさんも方針を決めやすいのではないで
しょうか」

医師「なるほど，今後の病状に沿った具体的な介護支援の内容で
すね．Cさん，そのあたりのことも，今後いろいろ説明させてく
ださいね」

看護師「Cさんは痛みのコントロールのことも心配されているよ
うですが，ご家族に迷惑をかけるという，そのことをとても心配
されているようで……」

医師「そうですね．迷惑か……いまの看護師さんの言葉を聞い
て，Cさんはどう思われますか」

Cさん「……はい，やっぱり息子に迷惑をかけたくないという気
持ちはあるんだけど……本音を言えば，こんな家ですけど，やっ
ぱり最期はこのわが家で……という気持ちはあります」

医師「Cさん，本当のお気持ちを聞かせてくれて，ありがとうご
ざいます．Cさんの本音としては住み慣れた我が家でと思ってい
らっしゃるんですね．痛みに関して言えば，いまは在宅でも病院
と遜色ないくらい，痛みのコントロールはできますよ」

Cさん「そうなんですね」

医師「ええ」

看護師「息子さんに迷惑をかけたくないというのも，もしかした
ら，下の世話のことなどを心配しておられるのではないです
か？」

Cさん「はい，そうなんです……まだそんな状態ではないけど，動けなくなってきたらと思うと……」

看護師「その段階になると，私たち訪問看護やヘルパーが毎日のように入れるので，ご家族の負担は最小限にすることができますよ」

医師「そのあたりも，今後の状態に合わせた具体的な支援について，また説明させていただきますね．Cさん，改めていま，心配なことや聞いておきたいことはありますか？」

Cさん「先生や看護師さんのお話を聞いて，いままで家では無理だろうと思い込んでいたんですが，少し気持ちが楽になりました」

医師「よかったです．息子さんはいかがでしょうか」

息子「はい，私も今後，母がどういう状態になってしまうのか不安だったのですが，今日のお話で少し安心できました．できるだけ母を支えていきたいと思います」

医師「本当に素晴らしいですね．でも，息子さんもがんばりすぎないで，しんどいときは遠慮なく私たちに言ってくださいね．Cさん，息子さん，そしてスタッフの皆さん，今日はありがとうございました」

一同「ありがとうございました」

ダイアローグで何が起こっていたのか

アドバンス・ケア・プランニングに関するCさんと家族をめぐる話し合いにおいて，どのようにダイアローグが実践され，対話的プロセスが進行していたのでしょうか．

まず，対話における「対等性」を確保するための工夫として，参加

者は車座になって座っていました．このとき，お互いの顔がちゃんと見えるようにサークル状に座ることが望ましいでしょう．また，「安全で安心な場づくり」として，ファシリテーターは，導入に時間をかけていました．お互い知り合いだろうと思っていても，たとえば医療従事者同士ははじめて会う人がいるかもしれないので，参加者に自己紹介をしてもらうことは有用です．また，**対話の冒頭に，すべての参加者が一言でも声を出しておくと，個人が尊重されているという気持ちになり，その後言葉を発しやすくなります**．今回の話し合いの目的の説明の後に，ファシリテーターは「ここでは誰もが自由に発言できますし，誰の意見も等しく尊重されます」という対話の原則を改めて伝えていました．対話の場における大事なことを，言葉にして伝えるというのも重要なことです．

　いよいよ話し合いをはじめる段階では，最初は患者さん（当事者）から話してもらうのがよいでしょう．ファシリテーターはCさんに「いま感じている心配なことや，いま話してみたいことを自由にお聞かせください」とオープンクエスチョンで問いかけていました．その後も，ファシリテーターはオープンクエスチョンによる問いかけ（「何か自宅で過ごすうえで不安なことがありますか？」，「息子さんは，どう考えておられますか」など）を中心に，ダイアローグを進めています．ダイアローグの前半は，ファシリテーターはできるだけ聞き役に徹し，相手の言葉を繰り返して応答することに専念しています（**応答する**）．医療者として何かアドバイスをしたり，提案をしたりする場合も，できるだけダイアローグの後半に行うようにします（**「聴くこと」と「話すこと」を分ける**）．

　ファシリテーターは，Cさんがまだ話せていない心配ごとや懸念はないか，Cさんが語る「迷惑」という言葉の裏にはどんな思いがあるのかといったまなざしで対話を進めています（**「いま，ここ」を大事に**

する）．このダイアローグの過程においては多くの不確実性が存在しており，ファシリテーターはそれを大事にしながら，慎重に話を進めています（**不確実性に寛容になる**）．また，ファシリテーターはその都度，ほかの人にも質問を投げかけ，息子さんの思い，ケアマネジャーの視点，看護師の懸念などを引き出していました（**ポリフォニーをめざす**）．全体を通して，**ファシリテーターである医師は，若干の助言や提案を行っていますが，ほとんどの発言は問いかけであり，交通整理役に徹しています**．それでも，この対話的プロセスによって，複数の人の〈声〉が集まりポリフォニーを形成していった結果，Cさんと息子さんの中で，家で最期を迎えることについての思いが強くなっていったように思います．

2.4 専門職同士のダイアローグ

多職種カンファレンスでのダイアローグ

　臨床の現場では，複数の専門職が集まり話し合いをすることがあります．多職種カンファレンスとも呼ばれますが，医師，看護師，薬剤師，リハビリテーション職，社会福祉士（ソーシャルワーカー）などが集まり，話し合いを行います．その目的は，患者ケアに関する方針決定や，医療安全や感染管理に関する話し合い，倫理的ジレンマを抱えた事例に関する話し合いなどさまざまです．

　多職種カンファレンスでとりあげる事例の多くは，かかわるスタッフが「今後，どうしたらいいのだろうか」，「どうするのが正しいのだろうか」と悩んでいる場合が多いと思います．とくに，倫理的ジレンマを抱えた患者さんの事例の場合，唯一の正解があるわけではなく，それぞれの立場や考えをよりよく理解しながら，対話を進めていくことが重要となります．このような場合も，ダイアローグの原則に基づいた話し合いを行うことで，文化や専門性が異なる専門職同士がお互いを理解しつつ，問題を整理していくことが可能となります．

❬ 80 代男性患者のケアの方針をめぐるダイアローグの例 ❭

事例：D さん（80 代男性，誤嚥性肺炎で入院中）

主な経過：2 度目の誤嚥性肺炎で総合病院に入院している D さん（80 代男性）は，肺炎は治癒したものの，高度嚥下障害が残り，

今後食事を食べるのはむずかしいと判断された．ADL が低下しているが，家族の介護があれば自宅に帰ることも可能なレベルである．自宅には息子夫婦がいるが，介護者は息子の妻が主に担当することになる．今後，退院するにあたってのケアの方針について，D さんを担当する多職種で話し合いを行うことになった．

病院のカンファレンス室にて

D さんを担当する医師，看護師，理学療法士（PT），言語聴覚士（ST），医療ソーシャルワーカー（MSW）が集まっている．

医師「今日は D さんの今後のことについて話し合うために，集まっていただきました．ここで何かを決めるというよりは，問題を整理し，かかわるスタッフのそれぞれの考えについてよりよく理解したいという目的で行うものです．方針決定のためには，改めて当事者である患者さんやご家族を交えた話し合いが必要だと思っています．どうぞ，よろしくお願いします」

一同「よろしくお願いします」

医師「ここでは，お互いの考えを尊重し，聴くことを重視しましょう．異なる意見があっても受け入れ，誰もが対等に，自由に考えを話せることが大事だと思っています．繰り返しますが，何かを決めるのではなく，お互いの考えについて理解しあうことが今回の目的です．それでは，まず看護師さんから考えを聴かせてください」

看護師「D さんは肺炎も治り，退院を希望されていますが，胃ろうに関してはできればつくりたくないと思ってらっしゃるようです．ただ，ご家族は息子さんが胃ろうをつくったほうがいいんじゃないかと思われていて，まだご家族内でも結論が出ていない

みたいです」

医師「そっか，息子さんとお嫁さんの考えがちょっと違うんですね．PTさんはいかがでしょうか」

PT「Dさんは肺炎でかなりADLが落ちてしまいましたが，退院に向けてリハビリも意欲的に取り組んでおられます．退院後は自宅改修や介護ベッドの導入で，何とか生活は可能かと思いますが，栄養状態がどうなるかですね……」

医師「確かに，栄養状態が悪いままであればリハビリも進みませんよね．STさんのご意見はどうでしょう」

ST「STとしてはDさんの経口摂取はかなり厳しいと思っています．ただ，認知機能はしっかりされているし，Dさんと食事の話をすると，お寿司が大好きという話で，何とか食べさせてあげたいとは思うのですが……」

医師「たしか，マグロが大好物なんでしたね」

ST「ええ，そうなんですよ」

医師「食べることがDさんにとっては生きがいだということもあるし……むずかしいですね．ソーシャルワーカーさんはどうでしょうか」

MSW「この前ご家族とお話したときは，息子さんは胃ろうをつくってもらいたいようでしたが，お嫁さんはDさんの気持ちが大事じゃないかということで，迷っておられるようでした．お嫁さんはこれまでもDさんの介護を一生懸命されていたので，Dさんに寄り添いたいという気持ちが強いんでしょうね」

医師「なるほど．私もこの前，Dさんに胃ろうのことを聞いてみたんですが，やっぱりできればまたご飯を食べたいと．ただ，またお嫁さんにいろいろ負担をかけることも気にしておられましたね」

看護師「先生，自宅に帰ったら，案外誤嚥せずに食べられるように
なる方もいますよね．Ｄさん，本当に胃ろうじゃないとだめな
んでしょうか」

医師「そうですね，胃ろうにしたとしても逆流して誤嚥性肺炎を
起こすリスクもありますが，このまま家に返すのも怖い気がしま
す…．みなさんは，どう思われますか？」

ST「誤嚥や窒息のリスクを考えると経口摂取は厳しいでしょう
が，胃ろうにすることでＤさんの生きがいを奪ってしまうような
気もします……」

医師「私もそう思います」

PT「退院してからも，在宅リハビリを進めることで嚥下機能が
改善し，食べられるようになるというケースもありますよね．た
だ，現実的には胃ろうか中心静脈ポートをつくってから家に返す
ほうが安全ではないでしょうか」

医師「現実的には確かにそうですね……」

看護師「ご家族もすごく迷っておられるようです．実際に介護を
されるお嫁さんは息子さんの意見と本人の思いの板挟みになって
いるようですし……」

医師「迷われている家族をうまく私たちで支えたいですよね」

MSW「Ｄさんはやっぱり胃ろうはつくりたくないんじゃないか
な．昨日も，Ｄさんは『またマグロを食べたい』っていうのを言っ
ておられましたね……」

医師「いやぁ，本当にそうですね……今日は，みなさんのおかげ
で，視野がとても広がりました．とくに，家に帰るとまた食べら
れるようになる可能性というのはあまり選択肢になかったの
で……今日だけで結論を出すことはできませんが，今後，ご本人
の希望を一番大事にしつつ，ご家族の考えも踏まえて，継続して

話し合いながら方針を決めていければよいと思っています．今日
はみなさん，お忙しい中ありがとうございました」
一同「ありがとうございました」

ダイアローグで何が起こっていたのか

　多職種カンファレンスにおけるダイアローグの例を単純化して紹介
しました．実際の対話ではもう少し長いものとなると思いますし，医
学的適応や社会的状況などについてもっと掘り下げたやり取りがなさ
れることも多いと思います．

　今回の多職種カンファレンスでは，ファシリテーターである医師
が，導入時に「（結論を）決めなくてよい」ということを強調していま
した．何か結論を出すための「議論（ディスカッション）」とは異な
り，「対話（ダイアローグ）」では結論を出すことよりも，参加者の多
様な〈声〉を集めていき，ポリフォニーをめざす中で，相互理解に至
ることや，新たな視点に至ることを重視します．私たちは「会議」や
「ミーティング」など，結論を出すための話し合いの場に慣れているの
で，「決める必要はない」，「結論は出さなくてもよい」ということを冒
頭に強調して，参加者のマインドセットを変えることがとても大事で
す．さらに，お互いが対等に，自由に考えを話せる場であること，お
互いを尊重しあいながら話を「聴く」ことなども説明します．このよ
うにして，まずはダイアローグの目的を共有し，参加者が対等である
こと，安全で安心できる場づくりを準備していきます．

　ダイアローグが進むにつれて，Dさんをめぐる医学的状況や家族の
考え，Dさんの好みや死生観，多職種それぞれがどう考えているかな
どが語られました．しかし，誤嚥のリスクと本人の希望に寄り添うこ
との間でジレンマがあり，また家族の思いも少しずつ異なっており，

方針をどうしたらよいのか判断がむずかしいことも明らかになりました．私たちはどうしても「何が正しい判断なのか」という正しさの基準で考えがちですが，このような状況では「唯一の正解はない」ということを受け入れ（**不確実性に寛容になる**），不確実性に寛容になりながら，多様な人たちの〈声〉が集まってポリフォニー形成をする「ダイアローグ」のほうが，結果として新たな視点や可能性が開けてくることと思います（**ポリフォニーをめざす**）．

　ファシリテーターである医師は，話すことよりも聴くことに専念し，断定的な言い方を避けて，常にオープンに他者の意見を求めていました（**「聴くこと」と「話すこと」を分ける**）．また，「いま，ここ」を大事にしながら，そのときそのときで語られる考えに対して丁寧に応答していたと思います（**「いま，ここ」を大事にする**）（**応答する**）．途中で早急に結論を出したり，他者の意見を否定したりすることなく，異なる意見でもいったん応答し，それについて検討したり，さらに他の人の意見を聴くという進め方をしていました．つまり，不確実性に寛容になり，断定的な言い方や独断的な見方を避けるということが重視されていました．

　医学的適応やリスクの回避という視点からだけでは，Ｄさんの方針は限定されたものになってしまいます．今回のダイアローグを経て，Ｄさんの生きがいとしての「食べる」ことの意義や，在宅へ移行した後に食べられるようになる事例があるということなど，Ｄさんの状況を新たな視点でとらえなおすためのポリフォニックな視座が自然に形成されていたように思います．

2.5 まとめ

ダイアローグの場で重要となるマインドセット

　医療や福祉の現場におけるいくつかの設定で，ダイアローグを実践した事例とその振り返りを見てきました．ほとんどの事例は私が実際に経験したものであり，少し内容を変えて紹介しています．成功した事例ばかりを紹介しているように見えますが，結果として患者さんの状況が改善するかどうかはともかく，成功や改善をめざして対話を行っていたわけではありません．前提として改めて強調したいことは，「うまくいかせよう」とか「相手を改善するためにダイアローグを使おう」とするのは本質的ではないということです．ここでは，バフチンの「ポリフォニー」の考え方を思い出す必要があります．対話とは，他者と真の対等性を保ちながら，対話し応答し続けること，その相互的行為から新しい「意味」を生み出すことでした．相手を変えることではなく，むしろ私たちの姿勢がどうあるかが問われています．もし私たちが相手を「改善」させるために対話を道具として使うならば，そのとき私たちは「モノローグ」の世界に陥ってしまうことでしょう．

　医療や福祉の現場では，「結果を出さなければいけない」という成果主義や，時間やリソースが限られた中での効率性といったことも問われます．対話のために時間を無制限に使うことはできませんし，回復や治癒をめざす行為自体を否定するわけではありません．私が強調したいのは，問題解決の道具として〈対話〉を使う（doing）というマインドセットから，**患者や当事者に寄り添うあり方（being）として**

の〈対話〉というマインドセットに変えることが重要だということです.

対話の〈場〉を信頼するということ

　紹介した事例では，一見，私があまり迷うことなくダイアローグを進めているように見えますが，実際には途中でいつも「途方にくれている」感じがありました．自分一人の力では問題解決の方向性がなかなか見えない，対話を進めても当事者の状況が改善していくという自信はない，という気持ちです．むしろ，そのような「手放す」感覚，流れに任せていくような感覚，自分を他者に開いていくような感覚が，対話においては大事だと考えています．他者を信頼する，複数の他者からなる〈場〉を信頼するとも言えます.

　ダイアローグを行っているとき，相手の語りに耳を傾け，応答しつつ感じていることは，相手を十全に信頼し，その当事者には自ら回復していくための潜在力や可能性が十分にあるということです．また，その場に家族がいるときも，彼らに対する深い敬意と信頼をもっています．そして，対話の場にケア従事者が複数いる場合には，その仲間を心から信頼している感覚があります．複数の人がいるということは，そのこと自体がポリフォニーを形成する大きな可能性を秘めているということです．もし，私が同席している他のスタッフに対する信頼をあまりもっていなければ，すでにダイアローグにとって重要な「対等性」は崩れてしまうでしょう．たとえば，同席しているスタッフの対話スキルは未熟だ，などと考えてしまうならば，「対等性」は崩れてしまい，そのスタッフよりも自分が支配的に話すという形でその考えが表現されることでしょう.

対話の原則をどう共有するか

　対話の原則（対話のときに大事にすること）は，絶対的なルールではないため，必ず事前に参加者で共有するとか，それをスキルとして学ぶということは必要ないと私は考えています．むしろそれらのことは，ファシリテーターとしての「あり方」（たたずまいや話し方，話の進め方など）に体現されるでしょうし，それを通してその場に伝わっていくことでしょう．

　しかしながら，もしダイアローグをともに行うスタッフがいるなら，スタッフとの勉強会を定期的に実施し，ダイアローグにおいて重要となる考え方やマインドセットを共有できると理想的だと思います．注意したいのは，対話においては「上手／下手」という能力主義的な考え方はそぐわないということです．ダイアローグは個人のスキルの優劣に帰するものではないですし，むしろ複数の人の間で構成されていくものです．同様に，「対話の場がポリフォニーを形成することに成功した／失敗した」などという考え方も結果主義的な考え方であり，望ましくありません．結果主義，つまりプロセスよりも結果だけを重視する考え方は，対話の場に参加する人を「結果のための道具」として，モノ化していく危険性があります．結果よりもプロセスに注目し，たとえばダイアローグの後にスタッフで振り返りを行うのはよいことだと思います．

　あるいは，いくつかのケースで示したように，ダイアローグの冒頭に簡単に「約束事」のような形で，対話の原則を共有することもできます．あまり教条的にならずに，それぞれの人が大事にしていることを，自分の言葉で説明する形で構わないと思います．

対話と共感（エンパシー）

　対話と共感には深い関係があります．対話でめざすことの一つは「他者への共感」ということもできますし，対話のプロセスにおいて個人の中で起こっていることは，他者が経験している世界を追体験するという意味での共感ということもできるからです．

　ただし，「他者への共感」と言った場合に，単に他者に深く同意する，あるいは他者の思いが（自分の経験から）よくわかるという意味での「共感」とは異なります．それはむしろ「同感＝シンパシー（sympathy）」といわれるものであり，ここでは「共感＝エンパシー（empathy）」という概念が重要になります．「共感（エンパシー）」とは，相手の枠組みから相手の内的状態（思考や感情など）を理解しようとする試みです．日本語の「共感」には，「同感（シンパシー）」や「共感（エンパシー）」，また「思いやり＝コンパッション（compassion）」などの意味が混じって使われているので注意が必要です．そこで本稿では，狭い意味での「共感」をさすときは，「共感（エンパシー）」という表記をします．

　アメリカの臨床心理学者でカウンセリングの手法を確立したカール・ロジャース（Carl Rogers；1902 年〜1987 年）は，「共感（エンパシー）」を次のように定義しています．すなわち，「他者の内的照合枠[*1]を，その人であるかのように正確に知覚し，本人のように感じながらも，

[*1]　ロジャースは，「内的照合枠」を「その瞬間においてその人の気づきにもたらされる可能態にある体験の全領域，意識にもたらされる可能態にある感覚・知覚・意味・記憶などの全領域」と説明しています．カウンセリングにおいて，「相手（クライエント）には何がどう見えているか」，「相手が自分自身の体験のなかにどう気づいているか」ということをさします．

同一視はしていない状態」というものです[1]．ここでは「想像力」を使うことが鍵になります．単に自分のこれまでの経験や考え方から相手のことを思うのではなく，自分がもし相手の立場に立っていたらと，相手の認知的・情動的な経験世界を想像し，相手の内的状態を理解しようと努めるのです．そして注意深くもロジャースは，「本人のように感じながらも，同一視はしていない状態」と定義しています．というのも，私たちが他者の内的状態を完全に他者になりきって体験し理解することは不可能です．それでも，そのギャップを超えて他者のことを想像し理解しようとする行為が共感なのですが，そのとき「相手のことを十分に理解できただろう」と思い込んでしまうのは危険だということです．これが「本人のように感じながらも，同一視はしていない状態」ということの意味だと思います．また，他者と自己の違いを保持しながらも，他者の内的状態に寄り添っていくという共感（エンパシー）は，バフチンの「ポリフォニー」とも大きな共通性があります．ポリフォニーとは「自立しており融合していない複数の声や意識」が共存し，非融合状態を保ちながらも混じり合っていくことでした．相手に完全に同化したり，自己と他者を同一視したりすることなく，違いを保持しながら，他者の内的状態を想像し寄り添っていくこと．ここに，共感（エンパシー）の本質があるのです．ロジャースは，カウンセリングにおいては「共感的理解」が重要であり，カウンセラーがもつべき態度条件の一つと述べています．

　「共感（エンパシー）」の本質について深く洞察した哲学者に，マックス・シェーラー（Max Scheler；1874 年〜1928 年）がいます．シェーラーはその著書『共感の本質と諸形式』（1923 年）において，共感（エンパシー）と他者理解について詳細に論じました[2]．シェーラーによれば，「共感（Mitgefühl）」[*2]とは，他者とともに喜んだり苦しんだりする体験のことをさしています．つまり，「他者の諸体験」を追感・追

体験することをさしているのですが，興味深いのは，これがなぜ可能になるのかをシェーラーは深く考えたのです．シェーラーによれば，私たちには，他者の行為・身振りを見たときに他者の心理表現を理解する「**普遍的文法**」が存在すると考えました．これは人間に限定されないものであり，たとえば私たちがしっぽを振っている犬を見たとき，その犬が喜んでいることを理解することができるのは「普遍的文法」のおかげだと考えたのです．

　また，シェーラーは，私たちが他者を理解できるのは，自己と他者という完全に別個のものが共感によって橋渡しをしていくのではなく，むしろもともと，自己と他者が一体のものとして混じり合っている流れのようなものがあるからだ，と考えました．たとえば，両親や先生など他者の考えを自分の考えだと思ったり，過去の書物に自分の考えを読み込むことがあるように，自分の思想や感情が他者の思想や感情として与えられたりすることがあります．こうしたことが起こりうるのは，シェーラーによれば「**我—汝に関して無差別な体験流**」が流れているからであり，これは事実上，「自分自身のものと他者のものとを，区別せず相互に混じりあった仕方で含んでいる」からである，と考えました．この「我—汝」関係については，ブーバーが語った自己と他者の存在同士の根源的な関係性である「我—汝」関係を思い起こさせます．

　改めて対話における共感（エンパシー）について考えてみると，対話のプロセスにおいては，他者の語りを聴き，それに応答していくというやり取りの中で，他者が経験している内的世界や内的状態を感じとり，理解していくということが起きています．この「他者理解」が

---

*2　ドイツ語の「Mitgefühl」は「ともに感じること」をさしており，シェーラーの用語としての「Mitgefühl」は「共同感情」と訳されることもありますが，ここでは共感（エンパシー）として統一します．

対話の鍵であることは言うまでもありません．しかしながら，レヴィナスの哲学で見たように，他者とは常に自己の理解を超えた存在であり，他者の内的状態を想像し理解するということは，とてつもなく困難なことのようにも思えます．そのとき，ロジャースが語った共感的理解の考え方や，シェーラーが論じた「普遍的文法」や「我—汝に関する無差別な体験流」という考え方は，共感（エンパシー）と他者理解について大きな足がかりを与えてくれるような気がしています．

文　献
1)　三國牧子，本山智敬，坂中正義，野島一彦．ロジャーズの中核三条件　共感的理解—カウンセリングの本質を考える3：創元社；2015.
2)　榊原哲也，本郷　均．現代に生きる現象学—意味・身体・ケア：放送大学教育振興会；2023.

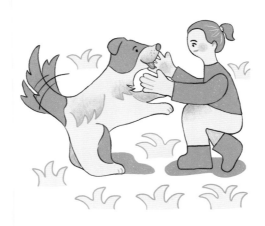

ウェルビーイングと対話

　ウェルビーイング（well-being）という言葉が現在，さまざまな分野で使われるようになりました．健康や幸福の発展概念として，社会福祉・医療・心理などの分野で使われはじめ，現在は広く普及したものとなっています．ウェルビーイングには定訳がありません．単なる「健康」でもなく，幸せ（happy）という意味での「幸福」とも異なります．「福祉」と訳されることもありますが，福祉は通常「welfare（ウェルフェア）」と訳されます．

　心理学者のマーティン・セリグマン（Martin Seligman；1942年〜）によると，ウェルビーイングは単一の概念というよりは「構成概念」であり，少なくとも5つの要素を含みます[1]．すなわち，「ポジティブな感情（positive emotion）」，「エンゲージメント（engagement）」，「良好な関係性（relationship）」，「意味・意義（meaning）」，「達成（accomplishment）」の5つです．頭文字をとって「PERMAモデル」と呼ばれます．セリグマンは，ウェルビーイングは単なる幸福な状態ではなく，「持続的な幸福」と深い関係があると考えました．

　しかし，幸福・幸せとは何でしょうか．幸福の定義は個人によって異なるものなのではないでしょうか．ここでは，個人個人が何を幸せに感じるのかという「意味」が問われています．たとえば，何らかの事故や病気で身体に障害を負ったとしましょう．そのとき，その人のウェルビーイングは損なわれたということになるのでしょうか．それでも，その障害を抱えたことでそれまでには想像もしなかった新しい可能性に気づき，障害をもつことにその人なりの「意味」を感じることができたら，それこそがウェルビーイング，すなわち「幸福」ということであるかもしれません．

古代ギリシアの哲学者アリストテレスは，『ニコマコス倫理学（The Nicomachean Ethics）』という本の中で「幸福」について深く考察しています[2]．アリストテレスは，まず私たちが求める「善きもの」には3種類あると説きます．一つが「有用さ」です．これは，ほかのものを求める手段として役立つという意味での善いものです．次に，それ自体が目的となるような「善きもの」としての「快楽」です．しかし，快楽は，アリストテレスによれば，それ自身としても望ましいが，時として他のものの手段となるものです．したがって，快楽は生活を幸福にするためのものであっても，もっとも価値が高いものとは言えません．最後に，もっとも価値の高い善きものとしての「最高善」があります．これこそが「幸福（エウダイモニア）」であり，人間を人間たらしめるもの，至上の価値であるとアリストテレスは考えました．「最高善」としての「幸福（エウダイモニア）」とは，どのような状態をさすのでしょうか．アリストテレスは，エウダイモニアとは，人間性が全体的に開花したような状態だと考えていました．これは「快楽」のような一時的な満足や幸福な状態ではなく，人間が自己実現を達成し，人生の意義を感じられるような状態と言えるかもしれません．

　政治哲学者のハンナ・アレント（Hannah Arendt；1906年～1975年）は，人間の人生が「意味」をもつのは，人生が「唯一無二」であるという特徴をもつからであり，それは人間が複数の人間の相互作用の中で「行為（action）」を行うからだと考えていました[3]．「行為（action）」と「行動（behavior）」をアレントは区別して論じています．「行為」とは人間同士の間で行われる活動のことをさしており，他者との相互関係によってその結果が左右されるという点で，予測不能であるという特徴をもちます．対して，「行動」とは社会科学や経済学でとらえられるような集団的なものをさしており，こちらは統計学や一般法則によって予測可能な振舞いをします．アレントは，日常生活

や歴史において意味をもたらすものは「行為」であると考え，こう述べています．

> 個人の偉業や出来事といったものは日常生活や歴史においては稀にしか起こらない例外的な事例だ，というのが統計学の言い分である．だが日々繰り返される日常生活ではなく一度きりの例外的な行為こそが，日常的な関係の本当の意味を開示する．

（ハンナ・アレント（牧野雅彦，訳）．人間の条件：講談社；2023[4]p74より）

アレントは**「行為」**こそが人間を人間たらしめると考えていましたが，それは単に行動するということではなく，人間関係の網の目の中で，自分が「何者であるか」を言論によって開示することや，行為によって新たなことをはじめるということを意味していました．人が言論や行為によって，人間関係の網の目の中で「唯一無二」の現実的な活動をすることによって，自然に物語が生み出されると，アレントは述べています．これは，私たちが何か行動をするときに，何かオリジナルなことをしなければならない，と言っているわけではありません．むしろ，私たちが自らの言論や行為をどのようにとらえ，どのように意図するのかという問題です．もし私たちが自らの振舞いを統計学的な数値でとらえたり，画一的なものに収斂しようとしたりするならば，私たちの人生から「意味」が失われていく，あるいは，アレントの言葉で言えば「共通世界」が失われていくと言えるのです．むしろ，私たちの「行為」とは，すべてが一度きりのものであり，その結果はいつも予測不能な不確実性をはらんでいます．

対話も，複数の人間の間で行われる「行為」にほかなりません．対

話という行為についても，それは一回きりの唯一無二のものであり，常に例外的なものであり，だからこそ私たちの歴史的時間の中で「意味」をもつということが言えるでしょう．対話は常に予測不能であり，不確実性に開かれているからこそ，ウェルビーイングにつながるものであるということが言えるのかもしれません．

文　献
1)　マーティン・セリグマン（宇野カオリ，訳）．ポジティブ心理学の挑戦："幸福"から"持続的幸福"へ：ディスカヴァー・トゥエンティワン；2014.
2)　アリストテレス（髙田三郎，訳）．ニコマコス倫理学（上）（下）：岩波書店；1971/1973.
3)　牧野雅彦．今を生きる思想 ハンナ・アレント―全体主義という悪夢：講談社；2022.
4)　ハンナ・アレント（牧野雅彦，訳）．人間の条件：講談社；2023.

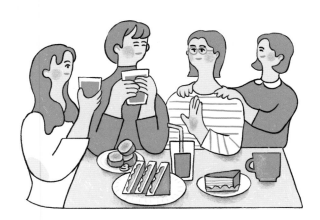

リフレクティングの理論と哲学

　リフレクティングは，ノルウェーの精神科医で家族療法家のトム・アンデルセン（Tom Andersen；1936年〜2007年）とその同僚が開発した手法で，オープンダイアローグにおいては根幹をなす手法の一つとなっています．その具体的な方法は，面接者が相談者と家族の話をまず聴き，その後リフレクティングチームが相談者らの目の前で意見交換をし，それに対して最初のチームが感想を述べる，というプロセスを繰り返すというものです．しかしながら，リフレクティングには，オープンダイアローグの一手法にとどまらない深い哲学や理論的基盤が存在しており，リフレクティングそのものが一つのコミュニケーション・モデルであるとも言えます．本書で解説してきたダイアローグの源流の一つがリフレクティングであり，その基本的な理念や姿勢は共通しているため，少し詳しく紹介したいと思います．

　1950年代に開発された心理療法の一つである家族療法は，家族を「家族システム」とみなし，その中で繰り返される成員間の相互作用のパターンに対して介入を行う治療法です．その後，さまざまな形で発展した家族療法は，1980年代に，北欧においてリフレクティングという形でアンデルセンによって新たな形で展開されます．リフレクティングは，心理療法の文脈の中で生まれましたが，アンデルセンは，セラピー以外の分野においても応用できる可能性に言及しています．たとえば，スタッフミーティング，スーパービジョン，管理者会議，質的研究のデータ分析などであり，さまざまなコミュニケーションの文脈において活用される可能性を秘めています．

　リフレクティングや家族療法の考え方の基盤を構成しているのが，

アメリカの人類学者グレゴリー・ベイトソン（Gregory Bateson；1904年〜1980年）によるコミュニケーション論です．簡単に言うと，コミュニケーションには段階があり，その一つとして「コミュニケーションについてのコミュニケーション」（＝メタ・コミュニケーション）があるという理論です．たとえば，二匹の子ザルが争うような素振りで，じゃれあっている場面を思い浮かべてください．そこでは「闘い」というコミュニケーションと同時に「これは遊びだ」というメタ・コミュニケーションがなされているのです．しかし，これらは論理的には矛盾を形成することがあり，「遊び」と「闘い」が矛盾をはらむ関係になっています．私たちの日常的な会話においても，言葉の内容とコミュニケーションが実際に表現するものが矛盾するというメタ・コミュニケーションがなされることがあります．たとえば，母親が息子に向かって「もっと自主的に勉強しなさい！」と叱っているとしましょう．「自主的になりなさい」という言語的内容と，実際に表現されている「私の命令を聞きなさい」という内容は矛盾するような関係になっています．ベイトソンはこうした状況を「ダブルバインド（二重拘束）」と呼び，ある種の精神病理において，こうした矛盾状況が深く関与しているのではないかと考えました．

　家族療法やリフレクティングは，こうした「文脈に内在する矛盾」を解きほぐし，変化させるような形で発展したものと言えます．ベイトソンの理論を基盤とするコミュニケーション・モデルでは，「変化」には二つのタイプがあると考えます．一つはシステムの内側で生じ，システム自体は不変であるような変化であり，もう一つはシステム自体の変化です．前者を第一次変化，後者を第二次変化と呼びます．家族療法やリフレクティングは，第二次変化，すなわちシステムそのものを変化させる方法として開発されました．ここでいう**「システム」**とは，二人以上の相互作用しあう人間関係の複合体をさしており，家族や周囲の人々との人間関係とそのコミュニケーションの総体のこと

を表しています．家族療法によって，個人の「心」において見出されてきた「病気」を，家族などの人間関係の「システム」において見出すようになったという意味で，これは病気の認識論の大きな転回，すなわち，一般システム論のパラダイムシフトが起きたと言えるでしょう．アンデルセン自身に画期的な認識論の転回が起きたときのことを，彼はこう語っています．

> 　僕らは，病院で働いているときには個別的な見方を頼りにしていたけれど，それを捨てたのである．僕らは人々を，環境から独立した雑多な個々人と見ていた．何が起きているのかを知るために，個人を調べていたわけだ．しかし，外に出ることによって，僕らは文脈的な見方を採用し，人間をその環境の一部として理解するようになった．そのとき，僕らは家族療法のアイデアを手に入れたわけだ．つまり，個人は文脈に属し，どの文脈もときとともに変化する．それで，「文脈」と「時間」が大事な言葉になった．

（タピオ・マリネン，ほか．会話・協働・ナラティヴ—アンデルセン・アンダーソン・ホワイトのワークショップ：金剛出版；2015[1]p57より）

　つまり，病院という場では，一人の患者，あるいは一つの症例という医療者側から一方的に押し付けられた単一的文脈にはめ込まれていた個人は，地域においては，生活という豊かな文脈を生きる人間として，多様であり，かつ，時間とともに変化することができる存在として理解されるようになったわけです．

文　献
1）　タピオ・マリネン，スコット・J・クーパー，フランク・N・トーマス（小森康永，奥野光，矢原隆行，訳）．会話・協働・ナラティヴ—アンデルセン・アンダーソン・ホワイトのワークショップ：金剛出版；2015.

リフレクティングの実際

　「リフレクティング（reflecting）」という言葉は，英語では「反射する」という意味になりますが，「内省」という意味の"reflection"にも近い意味をもっています．すなわち，何事かをじっくりと聴き，考えをめぐらし，そして考えたことを相手に返すという意味です．話すことと聴くことをしっかりと分け，「差異」をもたらす手法だからこそ，可能になることだと思います．

　リフレクティングにおいては，「はなす」ことを外的会話（他者との会話），「きく」ことを内的会話（自分との会話，あるいは，自分の内なる他者との会話）と呼びます．リフレクティングは，この2種の会話を丁寧に重ね合わせ，うつし込みながら展開していく（すなわち，会話について会話する）ための工夫に満ちた方法です．

　リフレクティングの具体的な手順は以下のようになります．

0）事前準備：面接者（ファシリテーター）は，相談者と関係者に対して，この時間をどのように使いたいと思うかを尋ねる．また，どこで，どのような形で話し合うのがよいのかについても話し合う．

1）最初のセッション：面接者と相談者・関係者が会話を行う．リフレクティングチームは，その会話に参加せず，少し離れたところから耳を傾ける（この際，リフレクティングチームは相談者に目線を合わせることなく，またお互いに話し合うこともしない）．

2）リフレクティング・トーク：最初のセッションが一段落した

ら，リフレクティングの時間に移る．リフレクティングチームが，先ほどの会話を聴いている間に生じた考えについて会話する．面接者と相談者・関係者のチームは，そのやりとりに耳を傾ける．

3）2回目のセッション：リフレクティングチームによる会話を踏まえて，ふたたび最初のチームが会話をする．リフレクティングチームは，そのやりとりに耳を傾ける．

4）以上のプロセスを1回〜数回反復する．

5）最後は，必ず最初のチーム（面接者と相談者・関係者）のセッションで終わり，今後のリフレクティングの機会の必要性などについて話をして終了する．

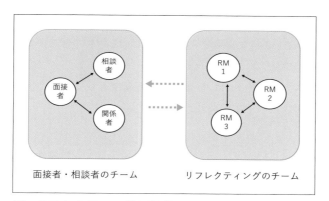

図　リフレクティングの形式
RM：リフレクティング・メンバー．

　以上のようなリフレクティングの形式と同様に重要なのが「会話の作法（マナー）」です．アンデルセンが重視したマナーとは，以下のようなものでした．

1　その場の会話内容に基づいて反応や解釈を行い，他の文脈からそれをもち込まない

　これは，たとえあるメンバーが専門的知識や経験，事前に得ている情報をもっていたとしても，そこから生じるある種の先入観を介して，一段上の視点からそれにはめ込むような姿勢では会話に望まないことを意味しています．たとえば，「○○の理論によれば……」，「事前の情報からすると……」，「もともとこの人は……」という話し方ではなく，「……と話されているのを聴いたとき，私は……」といった話し方が望ましいということです．

2　断定的な話し方は避ける

　誰かが何らかの正解をもっているわけではなく，聴き手はさまざまな意見から自由に受け取ることが可能であると伝わるような話し方が期待されます．提示された考えに「ノー」と言ってもよい雰囲気を確保しておくことが，ここでの作法です．たとえば，「問題は……だ」，「この人は……を行う必要がある」，「当然こうすべきだ」ではなく，「私は……と感じました」，「僕には……と思えました」，「もしかすると……かもしれない」といった話し方が望ましいでしょう．

3　参加者について否定的なことを言わない

　人が否定的に受け取るとき，それは「否定的」なものになる，とアンデルセンは言います．否定されれば，相手はその意見に対抗して，なおさら頑なな姿勢をとるかもしれません．それを避けるためにも，たとえば，「この人がこのようにしないなんて理解できない」ではなく，「もしこの人がこんなふうにしたら，どんなふうになってゆくのだろう」といった話し方ができるでしょう．

4　リフレクティングチームの話し合いのとき，メンバー同士で向き合って話す（相談者チームと目線を合わせない）

　これは，言葉だけではなく，視線によっても相手を縛らないための作法です．もし，つい相談者のほうにリフレクティングチームのメン

バーが視線を向けたり，相づちを求めたりしてしまうと，相手に「自由に聞く機会」（そこには「聞かなくてもいい自由」を含みます）を奪ってしまうことになりかねません．

　これらのリフレクティングの作法は，参加者全員の「心地よさ」を大切にするためのものです．そこには，深い変化を生み出すための会話としてのリフレクティングの基本姿勢と，その背景にある考え方があります．それは，一言で言うならば「変化を生み出すのは適度な差異である」という考え方です．アンデルセンは「差異を差異化する」ことの重要性を指摘していました．差異には3つの種類があり，「小さすぎて気づかれないような差異」，「気づかれるのに十分な適度な差異」，「システムを壊してしまうような大きすぎる差異」に分けられます．これらのなかで「適度な差異」だけが次なる差異，すなわち「変化」を生み出すことができるのです．小さすぎて気づかれない差異は，それについての私たちの判断がむずかしくなります．また，大きすぎる差異，つまり，受け止めるのが困難なほど大きすぎる刺激は，会話のシステム自体を壊してしまうかもしれません．アンデルセンはこの「ちょうどよい差異」について，「意味を創造する者たちが，お互いに他の者から丁度よいずれをともなった意味を生み出すなら，彼らは相手のアイデアを受け入れることができるだろう」と述べています．

文　献
1）矢原隆行. リフレクティング—会話についての会話という方法：ナカニシヤ出版；2016.

コラム6
リフレクティングの実際

対話をやってみよう2
地域/コミュニティに
おける対話

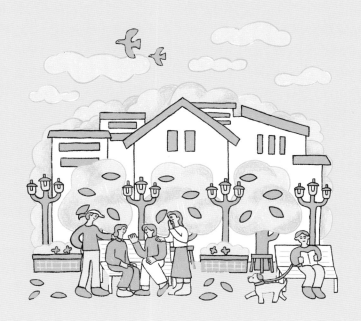

3.1 地域/コミュニティで ダイアローグを実践する

地域やコミュニティにおけるダイアローグ

　地域やコミュニティにおいて対話を実践しようとした場合，〈場〉を開く必要があります．私が医師として活動する場所は通常医療機関なのですが，週末や平日の夜などを使って，地域の中で市民や当事者とダイアローグを実践する〈場〉をこれまでいくつか開いてきました．その際には，さまざまな目的での対話実践がありえますが，ここでは主に2つ紹介したいと思います．オープンダイアローグのような当事者の「心配ごと」をめぐって行うダイアローグ（**ダイアロジカル・ミーティング**）と，哲学カフェのように「テーマ」をめぐって多様な参加者で行うダイアローグ（**対話カフェ**）です（**コラム1「対話の4つの形」参照**）．前者の例として，私は「まちけんダイアローグ」や「さんいんダイアローグ」という取り組みを実践してきました．いずれも市民の日常生活における心配ごとについてのダイアローグです．後者の例として，健康・医療のテーマをめぐり，医療者や市民がダイアローグを行う「みんくるカフェ」の取り組みを紹介します．

いつ，どこで，どのようにダイアローグを行うか

　地域においてダイアローグを行う場合は，参加してほしい人々にアプローチし，参加者の対等性を確保し，安全で安心な場づくりをするため，準備に時間をかける必要があります．

　ダイアローグを「いつ」行うのかは非常に重要です．たとえば，平

日の日中と，平日の夜と，週末では集まりやすい人々が異なるでしょう．平日の日中に働いている人に多く集まってほしければ，平日の夜や週末がよいでしょうし，逆に子供の育児に追われている人や高齢者などの場合は平日の日中のほうが集まりやすいでしょう．

　「どこで」行うかも，慎重に検討します．「対話をするための準備」のところで述べたように，プライバシーが確保できる空間が望ましいですが，会議室のような完全に隔離された個室よりも，カフェの隅のほうの一角や別室などのほうがリラックスしやすいので，バランスを考えながら場所を検討します．BGM や周りの騒音があるところでは集中できません．基本的には静かで集中しやすいところを選びましょう．

　参加してほしい人々をどのように招待するかも重要です．呼びかけ方にはいろんな方法がありますが，ダイアローグに参加できる人数の規模は数名から 10 名前後なので，小規模のコミュニティをつくっていくのがよいでしょう．まずは自分の周囲の人や知り合いに声をかけ，参加者がさらに知り合いに声をかけていくという形でも十分です．あるいは，自分の関心が特定のテーマの場合，その当事者や支援団体などに呼びかけてもよいでしょう．ダイアローグの〈場〉を開き，継続的に開催していると，自然とコミュニティが形成され，常連メンバーの間の信頼感も醸成されてきます．それにより，コミュニティの安全性が保たれます．

ダイアローグの流れ

　詳しくは次節以降で説明しますが，誰かの心配ごとをめぐって行うダイアローグ（ダイアロジカル・ミーティング）と，あるテーマをめぐって行うダイアローグ（対話カフェ）では，流れが少し異なります．

ダイアロジカル・ミーティングの流れは，第2章 医療/ケア/福祉における対話で説明した流れと基本的には同じです．ファシリテーターは，導入として会の目的や約束事を話します．ダイアローグの冒頭は，オープンクエスチョンからはじめ，当事者が心配していることについて話してもらいます．ファシリテーターは適宜，問いかけをしつつ，当事者が心配していることを掘り下げていきます．当事者がいったん，語りを終えたら，周りの参加者からも問いかけや発言をしてもらいます．途中で，リフレクティング[*1]の時間を入れる場合もあります（**コラム5「リフレクティングの理論と哲学」，コラム6「リフレクティングの実際」**参照）．リフレクティングの時間は，ファシリテーターと数人の参加者の間で話をします．リフレクティングが終わったら，ファシリテーターと当事者でまた話をし，リフレクティングで語られたことの感想を当事者に話してもらいます．リフレクティングは一度だけでも，数回やってもかまいません．時間の余裕をみながら，臨機応変に行います．ダイアローグが終わりに近づいたら，当事者や参加者に感想を聴いて，締めくくりを行います．

　対話カフェの場合は，テーマを事前に決めておきます．やはり冒頭に，ファシリテーターが会の目的や約束事を説明します．参加者によるダイアローグをはじめる前に，テーマに関して専門家や当事者から短時間，話をしてもらってもよいでしょう．これによりテーマに関する基本的な知識や，とくに焦点としたいことを強調することができます．ダイアローグの時間は，ファシリテーターが司会をする形で対話を進めます．対話カフェの場合は，ホワイトボードや模造紙などに参

[*1]　リフレクティングとは，ノルウェーの精神科医トム・アンデルセンが生み出した「リフレクティング・プロセス」のこと．相談者（話し手）と面接者（聴き手）との会話を観察し，その後この会話について会話するリフレクティング・チームを置きます．さらに，このチームの会話を相談者が聴くというプロセスを踏み，相談者の外的会話と内的対話を促進していくプロセスで，オープンダイアローグにおいても使われる手法です．

加者が話した内容のキーワードや要点をマジックなどで記録する場合もあります(必須ではありません). 記録を残すことにはメリットとデメリットがあります. メリットは, 記録することで参加者にキーワードが見えやすくなり, 対話全体を俯瞰しやすくなることです. デメリットとしては, いまそのときに話されている言葉よりも, 記録されている言葉のほうに頭が引っ張られてしまうことです. 記録する場合はあくまで補助的に使い, ダイアローグの中で起きていることに参加者の注意が向くよう, ファシリテーターは気を遣いましょう. 対話カフェにおいても「ポリフォニーをめざす」ことには変わりありません. 無理に結論を出そうとしたり, 意見をまとめたりすることは避けたほうがよいでしょう. 最後は, ファシリテーターが会の全体を振り返るコメントをしたり, 参加者に感想を聴いたりして, 締めくくりを行います.

対話をやってみよう2：地域／コミュニティにおける対話

3.2 心配ごとを緩和する対話（ダイアロジカル・ミーティング）

近しい人の死による悲嘆をめぐるダイアローグ

◀「まちけんダイアローグ」とは ▶

　まちけんダイアローグというのは，私が 2016 年から東京の下町・谷根千（谷中・根津・千駄木）界隈で行っていた「谷根千まちばの健康プロジェクト（まちけん）」の一部で開催していた会です．毎回，市民の方の参加者を募り，誰かの「心配ごと」をめぐってダイアローグを行っていました．相談してくれた方の心配ごとは，ダイアローグによって必ずしも解決するわけではないのですが，そこに集う人々の多様な〈声〉によってポリフォニーが形成され，少し視点が変わったり，心配ごとが緩和されたりすることを目的としています．開催時間は毎回 2 時間ほどで，参加人数は数名から 10 人前後でした（参加者全員の〈声〉を拾うため，理想的には 7〜8 人までがやりやすいと思います）．自己紹介や約束事の説明などの導入に 20〜30 分かけ，ダイアローグを 1 時間から 1 時間半ほど行い，締めくくりをして終えていました．開催はおおよそ平日夜や週末の日中に設定し，場所は古民家カフェの一室を借りたり，コミュニティセンターの和室を借りたりしていました．

　まちけんダイアローグで相談される心配ごとは日常生活におけるものであるため，その内容は子どもの不登校や，親との葛藤，職場での

人間関係，自分の病気に対する周囲の無理解などでした．そのぶん，専門的な知識などは不要であり，むしろ「生活者」である地域の人々の参加によって，相談者の心配ごとに寄り添う多様な〈声〉が集まりやすくなると思います．

ある女性の悲嘆をめぐるダイアローグの例

　今回紹介する事例は，近しい人の死に関する悲嘆のケースです．悲嘆に寄り添う行為にはグリーフケアという取り組みがありますが，ケアとはまた異なる，悲嘆に寄り添うダイアローグという形の一例を紹介します．今回のダイアローグでは，オープンダイアローグと同様，途中でリフレクティングを行っています．

Session5

相談者：Eさん（40代女性）
今回参加してくれたEさんの心配ごとをめぐり，Eさんと4人の参加者（甲さん，乙さん，丙さん，丁さん）がダイアローグを行った．Eさんの心配ごとについては，ファシリテーターの甲さんは簡単に伺っていたが，ほかの参加者は知らない．その詳細についてはダイアローグの中で，徐々に明らかとなる．

地域の会議室にて

甲さん（ファシリテーター）「みなさん，まちけんダイアローグにお集まりいただきありがとうございます．今回は，Eさんのお話を中心に，ダイアローグをやってみたいと思います．まずは自己紹介と，ダイアローグでの大事なことを説明したいと思います」
（参加者全員の自己紹介の後，甲さんがダイアローグにおける約束事などを説明する）

甲さん「それでは，Ｅさん，今日はどんなことをお話しされたいですか」

Ｅさん「はい．実は親しい人が最近，突然亡くなってしまって……その方は，以前から仕事ではないんですけれど，一緒にある活動をしていた人だったんですが，いつも私のことを気にかけてくれていた人でした．私は，人見知りというか，あまり集団にとけこむのが得意なほうではないんですが，その方も同じような性格の方で，だから余計に気が合うというか，私も頼りにしていたんですね．年齢は私よりもだいぶ上の人なんですが．その方が，この前の連休のときに，突然亡くなったという連絡をいただいて……」

甲さん「この前の連休というと，まだ１週間前ですね」

Ｅさん「そうなんです……それで，なんだか気が動転してしまって……人が死ぬというのがどういうことなのか……人の存在というのは……人はなぜ出会うのに別れるのか，別れるのになぜ出会うのかとか，いろいろ考えてしまって……ほんとにショックで」

甲さん「なるほど……それはショックでしたね……」

Ｅさん「はい……どうやって気持ちの整理をつければいいのか……でも，時間が解決するのかな……」

（この後，さらに10分ほど，Ｅさんのお話を聴き続ける）

甲さん「Ｅさん，お話ししていただいてありがとうございます．本当に，お話をするのもとても勇気がいることだったと思います……．それでは，ほかの方から何か言葉にしてみたいことがあれば，お願いします」

乙さん「Ｅさんが体験したことは，なかなかあることではないというか……ひとつ伺ってもいいでしょうか．最初にその知らせを

聞いたときは，どんなお気持ちだったのでしょうか」

Eさん「本当にビックリして，時間が止まったような感じがして……何か根本的なものが失われてしまったような……何も考えられない感じがして……」

乙さん「時が止まってしまったような……そんな感じだったんですね……」

Eさん「ええ……いなくなったら，逆にその人のことがずっと思い出されて，一緒にやっていた活動をその人に恥ずかしいものにしちゃいけないと思ったりして……でも，今後活動をどうしたらいいのか，どうなっちゃうのか，それも不安です……」

丙さん「Eさん，ありがとうございます．自分にとって身近な人の死って……慣れないですよね．『慣れる』という表現がアレかもしれないですけど……」

Eさん「ええ……ほんとに……」

甲さん「皆さん，ありがとうございます．それでは，ここからリフレクティングの時間にしたいと思います．Eさん以外の4人で，それぞれ感じたことを話しますので，Eさんはそれを聴いていてもらっていいでしょうか」

Eさん「分かりました」

甲さん「どなたでも話してみたい方はどうぞ」

丙さん「人はどうやったら身近な人の死に慣れていくのか……私もよくわからないんです．私にも自分にとって兄のような存在の人が亡くなったことがあって……Eさんの話を聴きながら，そのときの思いが溢れてしまいました．いまだにどう気持ちの整理をつけていいのか，よくわからないんです」

甲さん「ありがとうございます．丁さん，どうぞ」

丁さん「Eさんのお話を聴きながら，自分にとって大切な人のこ

とを思い出していました．Ｅさんの『どうして別れが来るのに出会うんだろう』という言葉が胸のあたりにズンと来て，Ｅさんの話を聴きながら貴重な時間を過ごさせていただいてるなと……」

甲さん「本当に感謝の気持ちですよね．乙さんはいかがですか」

乙さん「私も両親と夫を亡くしているんですが，夫が亡くなった後はよいことも悪いこともいろいろ思い出されて，なかなか心の整理がつきませんでした．でも，何年も経つうちに，だんだん心の中で夫との関係性が変わっていったような気がしているんです」

甲さん「なるほど，乙さんの場合，ご主人との関係性が亡くなった後も変わっていったと」

乙さん「ちょっとずつ変化していったんです．でも，両親の場合は，あのときのままなんです．不思議ですよね……」

甲さん「私もＥさんの当時の気持ちはどうだったのだろうかと，想像しながらお話を聴いていました．Ｅさんの『何か根本的なものが失われたような』という言葉が印象的で，人の存在って何なのだろうっていう気持ちになられたことが伝わってきました．……丙さんのお話で，人は人の死に慣れることはないのではないかということも思いましたし，逆に乙さんの話で，人は亡くなった後でも心の中でその人との関係性が変わるということもあるのだなぁということを思いました．……それでは，ここでリフレクティングを終わりまして，またＥさんに何か感じたことを話してもらいたいと思いますが，いかがでしょうか」

Ｅさん「……皆さんに私の話について，深く考えてくださって……とてもありがたいような気持ちになりました．ふだん，人間関係があまりうまくいかなくて，疲れていることも多かったので…….なので，こうやって皆さんが私の話を自分のことのよう

に，皆さんご自身の別れの経験も踏まえて話してくださって……
とても，温かい気持ちになりました」

甲さん「Eさん，ありがとうございます．私たちのほうこそ，Eさ
んの貴重な話を聴かせてもらって，とてもありがたく思っていま
す……そろそろ，締めくくりに入っていこうかと思うのですが，
皆さんの今日の感想を聴かせてもらってもよろしいでしょうか」

乙さん「Eさんが，今日の話をこうして初対面の人もいる中で話
してくれたこと自体が，とても素晴らしいと感じています．なか
なか話しづらいことだったと思うので…….Eさん，ありがとう
ございました」

丙さん「Eさんの話を聴きながら，Eさんの力強さというものも
感じました．とてもおつらい状況だと思うのですが，その中でも
前に進んでいこうとされているようなものを感じました」

丁さん「私も，Eさんが自分の気持ちを言語化されているのが素
晴らしいと思いました．なかなかこういう気持ちを人に伝えるの
はむずかしいと思うのですが，きちんと言葉にされている，その
ことに感動しました」

Eさん「いつも気持ちを言語化できずに苦しんでいるので，そう
いう風に言われるとは思いませんでしたが，うれしいです．あり
がとうございました」

甲さん「それでは，そろそろ今日のダイアローグを終わりたいと
思います．Eさん，今日は本当にありがとうございました．皆さ
んも，お集まりいただき，貴重な時間を過ごさせていただきまし
た．心より感謝申し上げます」

Eさんとのダイアローグを振り返る

　近しい人が亡くなったばかりで，気持ちの整理をどうつけたらよい
のかわからないというEさんの語りをめぐってのダイアローグでし
た．Eさんの視点からはどのようなことが経験されているのか，実際
にEさんが経験している気持ちや考えは全体としてどのようなもの
なのか．ダイアローグの最初のほうでは，その「不確実性」をめぐって
対話が展開していました．誰も「Eさんが感じていることは，多分こ
ういうことですね」というような断定的な考えをもたず，謙虚にEさ
んの発した言葉をなぞりながら，Eさんの内的世界を追体験しようと
努めていました．

　リフレクティングの時間では，参加者それぞれの喪失体験が多く語
られていました．ある人は「身近な人の死という現象に対して，結局
どう向き合えばよいのかいまだにわからない」というとまどいを素直
に言葉にしていました．また別の人は，時間を経て亡くなった人との
「関係性」が変化していく可能性について語り，新たな視点がもたらさ
れていました．今回のような内容の場合，Eさんに対して「何か励ま
すような言葉をかけなければ」と考えてしまうと，Eさんとの直接的
なやり取りでは言葉を出しづらいと感じてしまうかもしれません．リ
フレクティングでは，Eさんに直接語りかけるのではなく，**リフレク
ティングチームがお互い同士で話をすることで「語りやすさ」がもた
らされ，豊かなポリフォニーが形成されやすくなります**．また，その
話を聞いている相談者の中でもさまざまな考えや気持ちが生まれるこ
とで，内的ポリフォニーが形成されます．

　Eさんが感じていた悲しみや戸惑いに対して，とくに解決が示され
たわけではありませんが，ダイアローグを経て，Eさんと参加者には
新たな地平がもたらされたように感じます．それは，Eさんの経験し

たことの不確実性が，それぞれの参加者によって丁寧に受け止められ，さまざまな言葉やふるまいを通じて応答されていった結果だと思います．

障害をもつ男性の困りごとをめぐるダイアローグ

◆「さんいんダイアローグ」とは ▶

さんいんダイアローグは，私がいま住んでいる山陰地方を中心に定期的に開催しているダイアローグの会です．ちょうど 2020 年以降のコロナ禍の中ではじまったということもあり，主にオンライン（Zoom などのビデオ会議システムを使用）でのダイアローグ実践となりました．

オンラインで対話を実践する場合には，利点と欠点があります．利点は主に，遠隔地に住んでいる人でも参加できるという点です．また，集まる場所を確保する必要がないため，参加者はそれぞれの場所で気軽に参加できます．欠点としては，対面に比べて「ニュアンス」が伝わりづらくなることです．対面でのダイアローグの場合には，参加者が実際に同じ空間に居ることで，隣の人や周囲の人の雰囲気や空気感をなんとなく感じることができます．オンラインでは，そのような微妙なニュアンスが失われやすくなるため，少し工夫が必要となります．オンラインでのダイアローグをうまく活かせるコツとして，以下の 3 つの点について留意してもらいたいと思います．

1 つ目は，「声」です．とくに最初に，参加者全員に声を出してもらうことが重要です．たとえば，お互いの自己紹介や最近気になった出

来事など，アイスブレイクの時間をつくります．**オンラインの場合，最初にうまく場にとけこめなかった人は，ずっと声を発しづらくなってしまう傾向がある**からです．2つ目は「顔」です．最初はできるだけ参加者全員に画面オンにしてもらい，お互いの顔が見えるようにします．話し手が語りはじめたら，ファシリテーターと話し手だけ画面オンにしたほうがよいかもしれません（話し手にどちらがよいか確認するとよいでしょう）．また，リフレクティングの時間のときは，リフレクティングチームのメンバーだけ画面オンにしたほうが，リフレクティング本来の状態で話しやすくなります．3つ目は「リアクション」です．雰囲気や空気感が伝わりづらいオンラインでは，うなずきやあいづち，笑顔などのリアクションをいつもより大きめにしたほうが伝わりやすくなります．ファシリテーターは率先して，ややオーバー気味にリアクションして，雰囲気を和らげるように努めましょう．

障害をもつ男性の心配ごとをめぐるダイアローグの例

　今回紹介する事例は，さんいんダイアローグに参加してくれたある障害をもつ男性の心配ごとをめぐるダイアローグです．今回のダイアローグでも，途中でリフレクティングを行っています．

Session**6**

相談者：F さん（30 代男性）

今回参加してくれた F さんの心配ごとをめぐり，F さんと 5 人の参加者（甲さん，乙さん，丙さん，丁さん，戊さん）がダイアローグを行った．F さんは障害を抱えているが，いま働いている職場で心配なことがあるという．今回はファシリテーターの役を，甲さんと乙さんの 2 人が担当した．

甲さん（ファシリテーター1）「今日は，さんいんダイアローグに
お集まりいただきありがとうございます．まずはアイスブレイク
の時間で，自己紹介と趣味や好きなことについてそれぞれ聴かせ
てください」

（アイスブレイクの後，甲さんがダイアローグの流れと約束事に
ついて説明する）

甲さん「今日はFさんの心配ごとについて皆さんで聴いていきた
いと思います．今回は私と乙さんの二人でファシリテーターをさ
せていただきます」

乙さん（ファシリテーター2）「Fさん，どうぞよろしくお願いし
ます」

Fさん「よろしくお願いします」

（Fさんとファシリテーターの甲さん，乙さんだけビデオオンにす
る）

甲さん「それでは，Fさん，今日はどんなことをお話しされたい
ですか」

Fさん「はい，いま働いている職場で困っていることがありまし
て……私は障害を抱えているんですが，そのことを職場に理解し
てもらうのが大変だなぁと感じています．雇ってもらうときに，
私の障害のことを説明したのですが，その方は『うちの職場は全
然，偏見はないから大丈夫』と言ってくれたんですが……いまと
なっては，偏見がないということは特別な配慮もないというか，
一般の基準を当てはめられてしまうんだなぁと．どうしても障害
のために理解が追いつかなかったり，ミスが増えたりするので，

みんなと同じ基準を求められるのがつらいなぁと感じているところです……」

甲さん「なるほど，障害のためにみんなと同じようにできない，だけれども『偏見がない』ということは一般的な基準を当てはめられてしまい，そのことが周りに理解してもらえない，そのように感じておられるんですね」

Fさん「はい，そうです」

甲さん「そうですよね……先ほど，ミスが増えたりということを言われてましたが，具体的にそういうことがあったんでしょうか」

Fさん「はい，ある作業をはじめて任されたんですが，工程の一部をすっかり忘れて大失敗してしまい，怒られてしまったんです……」

甲さん「それはとてもショックでしたね……」

Fさん「はい，一度言われただけだと覚えられないことが多く，そのことがなかなか理解してもらえないのがつらいと思っています」

乙さん「Fさん，とても大変でしたね……そんなとき，Fさんがどんな気持ちになったか聴かせてもらってもいいでしょうか」

Fさん「いや……すごくつらくって．ミスのことを話しても『私たちもそういうことあるから』って言われるんですが，障害があるからというところがなかなかわかってもらえなくて，どう伝えたら私のことが理解してもらえるんだろうと……」

乙さん「なかなか伝わりづらい，理解してもらえないというもどかしさがあるんですね……」

＊

甲さん「それでは，これからリフレクティングの時間にしてみよ

うと思います．いま話を画面オフで聴いていた丙さん，丁さん，戊さん，画面オンにして，3人で話をしてみてください．Fさんとファシリテーター2人の3人は画面オフにして聴いています」

丙さん「Fさんがとても葛藤されているのが伝わってきました．周りの人がまったく理解してくれないわけではないのだけれど，Fさんが理解してほしいやり方ではないというところで，もどかしさがあるのかなぁ……と」

丁さん「そうですよね……話を聴いていて，私も周りの人と同じような感じで『共感』しちゃってるときがあるなと思いました．周りの人は『私もあなたと同じようなことありますよ，わかるよ』と思っているんだろうけど，その無理解が当人を苦しめていることがあるんだなぁと……」

戊さん「私もお話を聴いていて『理解する』って何なんだろうと思いました．普段，『あなたと私は同じことを理解している』というところを踏み台にして，その後に話を進めたりしているけれど，それは本当の理解ではないんじゃないかということを考えました」

丙さん「周りの人たちは，理解はしてくれようとしているので，単に障害のことを知らないから理解が進んでいないのかもしれませんね．たとえば，話をできる機会があれば，障害のことをもう少し詳しく伝えることができるかも．『そういうことあるよね，わかるよ』って言われたら，たとえば『そうですよね，でも私の場合それが毎日100回くらい起きてるんです』と伝えるとか……」

甲さん「はい，皆さんありがとうございます．それでは，リフレクティングをいったん終わりにしまして，また最初の3人で話してみたいと思います」

（リフレクティングチームの3人は画面オフにして，Fさん，甲さ

ん，乙さんの3人が画面オンになる）

甲さん「Fさん，いまのお話を聴いていて，何かお話されたいことはありますか」

Fさん「はい，この短い時間で皆さんがとてもよく私の気持ちを理解してくれたように感じて，とても感動しました……皆さん，おっしゃるように職場の人たちは皆さんとてもよい方だし，職場の雰囲気も悪くないんです．ただ，私がしてほしい理解の仕方をしてくれていないというだけで……丙さんがおっしゃっていたように，決して理解のない職場ではなく希望があると感じているので，少し前に進めそうな気がしています」

甲さん「少し希望が見えてきたと感じてらっしゃるということですね．乙さん，どうでしょうか」

乙さん「はい，Fさんの言葉からも，職場の人たちとの関係性はとてもよいのではないかと感じていますので，何かをきっかけにしてよい方向に向かえるといいなと思います」

甲さん「Fさん，あらためていかがでしょうか」

Fさん「はい，職場の人ともっとコミュニケーションをとってみようと思いました．今日のみなさんのお話で，決して理解してもらえない職場ではないし，一歩前に出る勇気というのをもらいました．本当にありがとうございました」

甲さん「それでは，皆さん画面オンにしてください．はい，今日はこのあたりで終わりにしていきたいと思います．勇気を出して心配ごとを話してくれたFさん，本当にありがとうございました．皆さん，ありがとうございました」

Fさんとのダイアローグを振り返る

オンラインでのダイアローグでしたが，対面でのダイアローグと同じくらい雰囲気がよく，参加した6人のやりとりから豊かなポリフォニーが生まれていったと実感されるような内容でした．

当初Fさんが感じていたのは，誰にもわかってもらえないのではないかという孤独感や，話しても誤解されてしまうのではないかという気持ちだったと思いますが，ダイアローグを通して，Fさんが感じていた経験や感情の全体像はどんなものだったのかという不確実性は徐々に明らかにされ，共感的やりとりを通して，Fさんの気持ちに寄り添う〈声〉が集まっていきました．参加者の多くの〈声〉は，「いま，ここ」にできるだけとどまり，Fさんの語りへの真摯な応答として発されていたと思います．「こうしたらどうでしょう」という安易なアドバイスはほとんどなく，リフレクティングの中で自然な流れで丙さんが少し提案のようなものをしていますが，それもあくまでFさんの気持ちへの共感的理解の延長でなされています．また，リフレクティングの中では「（他者を）理解する」ことについての深い気づきが得られていたように思います．

心配ごとを聴くダイアローグでは，相談者の心配ごとを「解決しよう」という姿勢で臨むとうまくいかないでしょう．ダイアローグの目的は解決ではなく，あくまで「ポリフォニーをめざす」ことであり，そこから相談者は自然に新しい視点や解決のための手がかりを得ていきます．また，ダイアローグのプロセスを経て，相談者だけが変化するのではなく，ほかの参加者も新たな視点を得て変容していくことが多いでしょう．今回のダイアローグにおいても「障害をもって働く」ことの困難のみならず，「他者を理解する」ことの意味について，参加者の多くに深い洞察が得られていたように思います．

3.3 対話カフェ：地域での健康をめぐるダイアローグ

介護をテーマにしたダイアローグ

地域での健康をめぐるダイアローグ「みんくるカフェ」

「みんくるカフェ」は，私が2010年から定期的に開いていた会で，地域での健康をめぐるダイアローグです．誰かの心配ごとをめぐるダイアローグと異なり，あるテーマについて関心のある人々が集まり，哲学カフェやサイエンスカフェの形式で進めます．

地域のカフェなどに10人前後の市民や当事者，専門家が集まり，あるテーマについて対話をします．テーマは「認知症にやさしい社会」，「LGBTQと医療」，「看取りを考える」など自由に設定します．解決策を探すようなテーマよりは，対話するうえで自由度の高いテーマのほうがよいでしょう．冒頭に，当事者や専門家からテーマに関するお話を聴くこともあります．たとえば，「LGBTQと医療」に関して対話カフェを行った際には，LGBTQに詳しい人から当事者が医療機関にかかる際の困難や，当事者が抱える健康格差について20〜30分ほど説明してもらいました．

対話はファシリテーターを中心に進めます．記録をとりたい場合は，ホワイトボードにキーワードを書きとめたり，テーブルに敷いた模造紙に記録したりします．記録はあくまで対話を円滑にするための補助的なものであり，必須ではありません．対話の流れはダイアローグの基本に沿って，対話の原則（結論を出さなくてよい，ポリフォニーをめざすなど）を説明し，参加者全員の対等性が確保されるように進

めます．ファシリテーターは時折論点を整理したり，新しい切り口を提示したりしながら対話を進めます．時間は1時間前後など，ある程度区切ってしまって構いませんが，対話の流れを重視して，臨機応変に時間を調整しましょう．締めくくりは，とくに結論を提示することなく，さまざまな考えや論点を紹介する形でのポリフォニーをめざします．参加者一人ひとりに感想を聴いて終わりとしてもよいでしょう．

▌「介護」をテーマにしたダイアローグの例 ▌

「介護について語ろう」というテーマで開催したみんくるカフェの事例を紹介します．参加者の呼びかけは，地域でのチラシ配布やSNSを使って行いました．当日は地域の市民の方，医療・介護関係者などが集まりました．

Session**7**

テーマ：「介護について語ろう」

東京都内の某所にさまざまな背景の参加者が集い，「介護」についてのダイアローグを行った．ファシリテーターによる冒頭の挨拶，参加者の自己紹介の後，対話の原則について説明し，まずは介護当事者のGさんの話を聴いた．Gさんは，親が認知症になり病院を受診させるときに本人が抵抗して困ったこと，介護における排泄処置が想像以上に大変だったこと，介護負担のため不眠になったこと，お金の問題など，ご自身の経験を詳細に話してくださった．

対話カフェにて

甲さん（ファシリテーター）「Gさん，とても貴重なお話を聴かせていただきありがとうございました．介護経験をした当事者なら

ではの気持ちや困りごとなど，たくさん知ることができたと思います．それでは，ここからダイアローグに入っていきたいと思います．Ｇさんのお話を聴いて感じたことや考えたことなどあれば，どなたでも自由に共有してください」

乙さん「私も親の介護を経験したのでＧさんのお話にとても共感しながら聴いていました．私は親がそんな状態になるまで介護のことをまったく知らなかったので，とても不安が募りました．この先どうなってしまうのか，どんな制度が使えるのか，お金は大丈夫なのか……」

甲さん「それは大変でしたね……乙さんはそのとき，どう対処されたんでしょうか」

乙さん「病院からも説明があったのですが，説明が不十分というか，よくわからなくて．自分でいろいろ調べたりもしたんですが，細かいところは分からなかったので，介護経験がある友人に聞いたところ，いろいろ教えてくれました．医療従事者よりも経験者の話のほうがよっぽど役に立つと思いました」

甲さん「なるほど……医療と介護って結構制度も違うし，意外と離れているんですよね．そんなとき経験者の方が周りにいると，とても心強いですね……」

丙さん「私は年齢的なこともあり，自分が"介護される"側になるかもしれないと思って，少し準備しています．介護する方も大変だとは思いますが，介護される側の視点というか，自分が介護されるようになった場合，どうしたら介護されやすくなるのか，どんな介護を受けたいのか，ということを考えたりします」

甲さん「それは面白い視点ですね．具体的にはどんなことを考えていらっしゃるのでしょうか」

丙さん「はい，たとえば自分が認知症になったときの介護プラン

とか，脳梗塞になって車椅子生活になったときの介護プランとか
を，ネットの情報を参考に調べてみるんです．どんな制度が使え
るのか，どのくらいお金がかかるのか，もし施設に入るとしたら
どんなところがあるのか……」

甲さん「それは素晴らしいですね．自分が特定の病気になったと
きを想定して，考えてみるということですね」

丁さん「私もいいでしょうか．私は介護されるようになったとし
ても，デイサービスに行きたくないですね．なんだかお遊戯会み
たいで，男性の私はどうしても馴染めないような気がするので
す」

甲さん「なるほど，たしかにデイサービスなど通所リハビリ施設
には女性が多いという印象があります．男性でも行きたくなるデ
イサービスってどんなところでしょうか」

丁さん「麻雀とか銭湯とかだったら行きたくなるんだけどなあ
（笑）」

甲さん「たしかに，そうですね．健康麻雀というのもありますし，
男性が思わず行きたくなる介護施設というのも今後増えていって
ほしいですよね」

戊さん「私もすべての人が"自分も介護の当事者になるかもしれ
ない"という意識をもつことが大事じゃないかと思います．しか
し，そうはいっても忙しい毎日の中で，なかなか介護のことにつ
いて自分から調べたり準備したりするのは大変じゃないかと……」

甲さん「そうですよね．たしかに備えは大事というのはあります
が，なかなか介護って一般の人にとっては"遠い"出来事なのか
もしれませんね．どうしたら当事者意識をもつことができるで
しょうか」

戊さん「介護のイメージがネガティブというか，きつくてつらいというイメージはあります……」

己さん「介護をもっと楽しくする工夫ってないでしょうか．先ほど，丁さんが言われていたように，麻雀とか銭湯とかだと自然に行きたくなる．介護も，きつい，つらいじゃなくて，自然に知りたくなったり，かかわりたくなったりするような工夫ができないものかと」

甲さん「それはよい視点ですね．むずかしい問題を楽しく考えられるようにしたり，思わずやりたくなったりするような工夫ですね」

丁さん「介護されることばっかり考えるから気が滅入るのかな．たとえば，介護施設に若い人もかかわってもらって，老人の知恵を若い人に伝えるとか．支えてもらうばかりじゃなくて，何か役に立てると思えると元気が湧いてくる気がします」

甲さん「なるほど．介護される立場になっても，役に立てるような仕組みづくり，とても大事だと思います．……それでは，今日の対話を振り返ってみたいと思います．キーワードとしては，"介護の当事者になってはじめてわかる負担感"，"当事者同士のつながり"，"医療と介護のギャップ"などが最初のほうでは話題にあがっていました．そこから"介護する側だけでなく介護される側の視点"や"具体的な介護プランのイメージをもつ"といった話になり，さらに"行きたくなるデイサービスとは"とか"介護のイメージをポジティブにする"，"支えられるだけでなく支える視点"といった考え方にも発展していったと思います．今日はみなさんのおかげで"介護しやすい社会"についてさまざまな視点から対話することができました．ご参加いただき，どうもありがとうございました」

「介護」をめぐるダイアローグを振り返る

　今回のようなテーマを設定したダイアローグの場合，「何が正解なのか」とか「どんな解決策があるのか」という方向で進めてしまうと対話ではなく議論になってしまいます．したがって，ファシリテーターは冒頭に「結論は出さなくてよい」あるいは「解決を求めなくてよい」ということを強調する必要があります．そして，参加者それぞれの経験や考えを共有し，対話の中から気づきを得たり，多様な視点を交換したりすることを目的とする場であることを十分に説明しましょう．

　今回のダイアローグでは，最初にＧさんから具体的な体験が語られ，当事者として感じた困難や感情がいくつか共有されました．それをきっかけとして，参加者のなかでも介護経験のある人や，介護について準備をしている人などから，どんなことを考えたか，どんなことを感じているかが語られました．**ファシリテーターは，参加者のこうした具体的な経験や，どんなことを感じたかに焦点を絞って対話を進めるようにします**．「社会はもっとこうあるべきだ」という一般的な意見のようなものが出たら，「あなたはどんな経験からそう感じましたか」というような問いかけをして，できるだけ「自分ごと」として語ってもらいましょう．今回のダイアローグでは，「デイサービスが男性にとっても楽しい場になるとよい」という考えが表明されていますが，丁さんの具体的な実感の声から発展したものであり，一般的な意見ではありません．

　また，ダイアローグの中で多様な考えが述べられ，そのやりとりの発展の中で「介護をもっと楽しいものにしたい」とか「支えられるだ

けではなく支えることも大事」などの新しい視点がもたらされていました．ファシリテーターの役割は，対話の交通整理をしつつ，キーワードを提示したり，問いかけたりすることで参加者に新たな気づきや視点をもたらすことです．決して「上手にまとめよう」と思う必要はありません．安全で安心できる対話空間を構築しつつ，多様な声を丁寧に拾っていくことで，自然にポリフォニーが生まれてくるのを見守るという気持ちでよいと思います．

まとめ

地域におけるダイアローグが育むもの

　地域において対話の場を開き，ダイアローグを実践する場合の例を
いくつか見てきました．医療や福祉など臨床現場でのダイアローグと
違い，地域においては必ずしも患者やクライアントは存在しません．
ダイアロジカル・ミーティングにおいては，誰かの「心配ごと」をめ
ぐって対話がなされていましたし，対話カフェにおいては，ある「テー
マ」をめぐって対話が起きていました．それらに共通することは，私
たちの日常生活におけるテーマが中心となるということです．それら
の事柄は，私たちの日々の暮らしの文脈で発生しているものであり，
必ずしも医療や臨床の文脈とは関係しません．そうした日常的なテー
マについて，私たちはいつでもダイアローグを実践することができる
のです．

　地域においてダイアローグを実践する場合，これまで何度も強調し
てきたことですが，それが問題解決をめざすわけではないということ
は念頭に置いておくべきでしょう．しかしながら，私たちは普段の仕
事においては問題を特定し，それを解決するための方策や答えを探す
ことに慣れています．ダイアローグにおける「心配ごと」とは問題で
はありません．それは，ある人から見えている視点であり，私たちは
他者の視点（＝心配ごと）をどのように理解し，応答していくのかと
いったことが，ダイアローグの中核なのです．ある人から見えていた
当初の心配ごとは，他の参加者がどう受けとめたのかが応答され，さ
らにその考えに対する応答がなされ……という相互作用の中で，複数

性のポリフォニーの網の目の中でとらえ直されていきます．誰かの心配ごとは，当初はモノローグに近い形で存在していましたが，ダイアローグのプロセスを経て，複数の他者の〈声〉によって編み直されていくのです．

日常のコミュニケーションを対話的なものに

もし私たちが日常における他者とのコミュニケーションを，対話的なやりとりに近づけていくとどうなるでしょうか．特別な場としてのダイアローグではなく，通常のコミュニケーションを対話的に実践してみることができます．そうすると，意外にも私たちのコミュニケーションは，普段より肩の荷が下りたものになります．客観的な「問題」というものは存在せず，それぞれの人にとっての「視点」が存在するだけだというようにとらえ直すことができます．それは解決するべきことではなく，まずは耳を傾け，そして繰り返し応答していく中で，ともに変容させていくものだと考えることができるでしょう．

また，他者の考えに対して，私たちが否定的な感情をもつことがあります．「嫌だなぁ」とか「どうしてそういうこと言うのかなぁ」とか「わかってないなぁ」とか，そういう感情です．このとき，私たちは他者の考えに対してモノローグの状態に陥っています．それは，自分の中でブツブツと「独り言」を言っているような状態なのです．そのとき，私たちは他者の考えに対して，すでに自分の中で何らかの判断を下してしまっています．そうではなく，不確実性に寛容になりながら，他者の〈声〉に対して自分を開いていくというスタンスをとることもできます．事前の判断ではなく，その他者の〈声〉に対して「いま，ここ」で問いかけ，応答し，そのときに生まれてくるものを見守るようなやりとりです（実際に他者に問いかける外的会話ではなく，自分

の中で自身の考えを問い直すような内的会話によっても行うことができます).

　そうすれば，日常における他者とのやりとりが，実はその度ごとに新しく生まれているものだということ，唯一性をもつ出来事なのだということに気づくことができるでしょう．それによって，たとえば，「相手の〈声〉に改めて耳を傾けてみよう」，「私は相手に対して事前に判断を下してしまっていたが，それも正しくはないのかもしれない」，「相手がそのように考える背景，相手の関心はどこにあるのだろうか」などと，他者の〈声〉に対して柔軟な姿勢で，対話的にコミュニケーションを行うことができるのです．

　こうした日常におけるダイアローグ的なあり方は，私たちの人間観を徐々に変えることにもなるでしょう．人間存在はそもそも対話的な存在であり，私という存在も，他者の〈声〉との応答の中で存在しています．他者は私にとって操作すべき対象のようなものではなく，常に応答され，そのときごとに新しく再構築されていくような存在であり，その対話の網の目に支えられて人間は生きることができています．そうした人間観は，対話の哲学で述べたようなブーバーの「我―汝」関係，レヴィナスの他者の哲学，バフチンの対話的な人間存在などの考え方にも通じるものなのです．

健康生成論と対話

　地域における対話実践は，必ずしも病気や疾病をめぐるものではなく，生活世界における日常的なテーマをめぐってなされます．そこでは，病気をいかによくするかというテーマでの対話というよりも，いかに健康・ウェルビーイングをめざすのか，よりよく生きるためにはどうすればよいのか，といった志向性をもつ対話となります．このときに役に立つ考え方として「健康生成論」というものがあります．

　健康生成論（salutogenesis）とは，イスラエルの健康社会学者であるアーロン・アントノフスキー（Aaron Antonovsky；1923 年〜1994年）が提唱した理論体系で，健康はいかにして回復され，増進されるのかという観点から，その要因を健康要因（salutary factor）と呼び，健康要因の解明と支援・強化をめざしたものです．この健康生成論は従来の医学において支配的であった，疾病を発生させ増悪させる危険因子（risk factor）を軽減または除去するという観点に立つ疾病生成論を覆すようなものでした．

　アントノフスキーは1970 年代に中欧生まれのユダヤ人女性のライフヒストリー研究に従事していました．この女性たちはナチスの強制収容所がはじまった 1939 年当時，16〜25 歳でした．強制収容所の生還者たちは，情緒的に健康な者の割合は29％で，対照群（強制収容されなかった女性たち）の情緒的健康の51％に比べて明らかに低い傾向を示していました．このこと自体は当然予想されたことでした．強制収容所という極度のストレス経験を通して，7 割以上の人々は情緒的健康度が長期間にわたり損なわれるということです．しかしながら，アントノフスキーが考えたことはまったく異なることでした．それ

は，強制収容所の生存者の約3分の1もの人たちは，なぜ情緒的健康を良好に維持することができたのだろうか？　ということでした．これが健康生成論の問いである「**何が健康をつくるのか（what creates health?）**」の端緒となったわけです．

　アントノフスキーはこの考えにもとづき，ストレスフルな経験をしつつも，明るく生き生きと生活している人たちと，そうでなく，心身ともに低迷している状況にある人たちを対象に面接調査を行い，質的比較研究を通して，健康要因の解明を行いました．その結果，首尾一貫感覚（sense of coherence：SOC）という概念を提唱し，健康やウェルビーイングを構成する諸要因や，それを下支えする諸要因を明らかにしたのです．SOCは，人生における究極の健康要因であり，健康生成論の中核をなしています．アントノフスキーの定義によれば，SOCとは「その人に浸みわたった，ダイナミックではあるが持続する確信の感覚によって表現される世界規模（生活世界）の志向性」とされます．簡単に言うと「**生きる力**」を表す概念です．SOCとは，ストレスフルな出来事や状況にさらされながらも，それに対し，その人の内外にある資源を上手に動員し対処することによって，心身の健康を守り，それを成長・発達の糧に変えていく力，あるいはその源と言えます．

　SOCが「健康に生きる力」だとしたら，それを下支えする要因はどのようなものでしょうか．アントノフスキーはそれらを汎抵抗資源（general resistance resources：GRRs）と呼んでいます．その定義は「身体的，生化学的，物質的，認知・感情的，評価・態度的，関係的，社会文化的な，個人や集団における特徴のことで，あまねく存在するストレッサーの回避あるいは処理に有用であるもの」とされています．たとえば，物質的なものは，個人レベルではお金・体力・住居・衣類・食事などのこと，また，個人間レベルでは権力・地位・サービス

健康生成論と対話

の利用可能性などです．認知・感情的なものとしては知識・知性・知力やアイデンティティなど，評価・態度的なものとしては合理性・柔軟性・先見性など，また，社会文化的なものとしては社会的ネットワークや社会的サポート，宗教や哲学などをさしています．

アントノフスキーのモデルを使えば，人を健康に向かわせるためには疾病を予防・治癒するという疾病生成的な考え方から，健康要因やSOCを強化するという健康生成論的な考え方にシフトすることができるでしょう．健康生成論的なアプローチは，健康生成モデルを用いることによって，臨床，福祉，教育などさまざまな実践現場における問題解決につなげることができます．アントノフスキーによれば，健康生成論的な志向性には以下の6つの特徴があります．

①健康を，健康か疾病かの二分法ではなくて，健康−健康破綻の連続体上でみること．
②疾病の病因のみに着眼するのではなく，一人の人間のストーリーに着眼するということ
③疾患の原因を問うのではなく，健康−健康破綻の連続体で健康側に移動させる要因を問うこと．
④ストレッサーは忌み嫌われなくすべき存在ではなく，あまねく存在しているとみること．また，ストレッサーへの対処によっては健康的なものとなりうるとみなすこと．
⑤魔法の弾丸のような解決法を探すのではなく，環境への積極的な適応を探ること．
⑥逸脱ケースに常に目を向けることによって得られるものが，疾病生成論的なアプローチよりも多いこと．

健康生成論の考え方を用いて，さまざまな現場での対話実践を行うことができます．たとえば，子育てにおける子どもとの対話を考えて

みましょう．子どもが一生懸命がんばって努力したのにテストの成績が上がらなかったとします．そのとき，親としてどう声をかければよいでしょうか．「どうして点数が上がらないの？」とか「できなかったところはなぜ？」という失敗要因を追求するような問いかけは子どもの自尊心を傷つけるばかりでなく，否定的結果の原因追求をしているという意味でも健康生成論の対極にあります．本人がこの問題について真剣に考えたいと思っているのなら，むしろ，できたところを褒めて強化し，本人の「生きる力」としてのSOCを引き出すような働きかけをすることができるはずです．「ちゃんとがんばっていたよね」とがんばっていた事実自体を評価し，そのがんばる力を持続させるように働きかけたり，結果につながらなかったとしても努力する力をもっているという自己肯定感を高めたりすることができるはずです．そのうえで，できていたところとできていなかったところを客観的に分析していき，失敗要因についても後から対処していくこともできるのではないでしょうか．

　健康生成論による考え方は，さまざまな場面に応用可能です．対話実践においては，患者やクライアントを対象にした臨床場面でも有用ですし，地域におけるダイアローグにおいても人々の生活の中で何が健康やウェルビーイングを強化できるのかといった視点で対話を進めていくことができるでしょう．

文　献
1) アーロン・アントノフスキー（山崎喜比古，吉井清子，訳）．健康の謎を解く―ストレス対処と健康保持のメカニズム：有信堂高文社；2001.
2) 山崎喜比古，戸ヶ里泰典．健康生成力SOCと人生・社会―全国代表サンプル調査と分析：有信堂高文社；2017.
3) 池田光穂．アーロン・アントノフスキーの医療社会学：健康生成論の誕生．応用社会学研究 2016；58：119-130.

バザーリアの〈対話〉がもたらしたもの

　対話は時に人を深いレベルで変容させ，さらには共同体や社会を大きく変容させるほどの力をもっています．1960年代から70年代にかけて，イタリアの精神医療改革の中心となった精神科医フランコ・バザーリア（Franco Basaglia；1924年～1980年）も，精神科病院の抜本的改革を，病院にいるあらゆる人との〈対話〉からはじめました．彼の努力によって1978年に公布された法律180号（通称「バザーリア法」）は，イタリア全土の精神科病院を解体し，地域の精神保健センターへ全面転換を図るものでした．1990年代に，イタリアでは実際に精神科病院のない社会が実現されました．

　バザーリアは大学卒業後，13年間大学助手として働き，1961年にイタリア北東部のゴリツィアの精神科病院長に赴任します．彼は院長として正式に赴任する前に，病院の現状を観察したいと思い，汚れたシーツなどを交換する雑役夫として病院に密かに入り込みます．そこでバザーリアが見た光景は，患者が囚人のように格子の奥に閉じ込められ，自由に便所に行くことも許されない悲惨なものでした．バザーリアは，精神科病院で行われていることが，「医学」の名のもとに人を「モノ化」するための暴力であると考え，これを「施設化」と呼びました．施設化とは，精神疾患患者の長期にわたる収容の結果として，もとの病気のうえに無気力，無関心，動機のない衝動，従順な態度，空っぽの心といった態度が重ね合わされることを意味しています．バザーリアは，何よりもまず人間性を奪われた患者たちに「人間である」ことを返すという決意をしました．そのために彼がはじめたことの一つが，「アッセンブレア（全体集会）」という〈対話〉の場を開くことでした．

アッセンブレアは，当時のゴリツィア精神科病院において，毎朝10時から開かれました．この全体集会は病院で一番広いホールで開かれ，患者，医師，看護師，ケースワーカーが参加しました．入院患者は集会の会場づくりをする看護師を手伝い，椅子を半円形に並べたりしました．出席の強制は一切なく，集会への参加は自発的に行われます．望むときに集会に入ってきても出て行ってもよく，出欠名簿も作成されません．形式的にも実質的にも共同体メンバーの区別がなく，医師も入院患者も看護師もお互いに混ざって席に着きました．座長の机には2〜3人の入院患者が交代で着いていて，彼らは集会の進行に責任をもち，論理的な議論のやりとりや発言配分などに配慮しました．また，ここではどんなことを話してもよく，自分がやりたいこと，変えてほしいこと，仕事のこと，スタッフのこと，あるいは自分の苦しみについて語る人もいました．スタッフ間，あるいは入院患者とスタッフの間の意見の不一致は，施設に内在する矛盾として，無視されたり抑圧されたりするのではなく，歓迎されました．

とはいえ，毎朝10時のアッセンブレアをはじめた当初は，患者は誰も口を開かなかったようです．患者たちは何を言われても従うことに慣れきっていたせいか，集会にやっては来ても，疑い深いまなざしで観察しているだけでした．そうした状況の中，バザーリアや他の医師たちが話す言葉はずっと応答のないモノローグでしたが，長い困惑するような沈黙の末に，患者たちは毎回少しずつ不信を乗り越えていきました．これにより，徐々に病院全体に自由に発言してもよい雰囲気が生まれ，患者たちの意識や行動が深く変容していきました．また，病院スタッフも患者たちとの信頼関係を再構築し，患者を「人間」として扱うようになっていったのです．

アッセンブレアは，ゴリツィア精神科病院において共同体のもっとも重要な要素を担うものになっていきました．病院生活の重要なこと

はすべてこの全体集会で調整されました．アッセンブレアについてバザーリアは次のように述べています．

　一日中行われている集会の集団には，本質的な二つの意義があります．（1）病院の中で，病んだ人に多様な選択肢を提供すること（集会に参加する，働きに行く，何もしない，病棟に留まる，他の補助的活動をする……），（2）向き合い，相互に運営する領域を創り出す．病んだ人が集会に参加するとき，他の人と向き合うことを受け入れるのですから，相当に彼らの自発性の水準は高まっているでしょう．逆に，集団精神療法は通常，参加に対するある種の強制性をもっています．その集団は医学的能力がある人によって刺激され活性化されます．しかしここでは，共同体の暮らしと日常の暮らしが医学的能力によっては調整されないが，どんな課題も病院の日常も参加したすべての人の自発的活動の結果で調整される，というやり方で運営される傾向があります．（中略）　この分野で働く職員は特定の指示や目的に従って組織されるのではなく，個人が決定できる可能性を見出そうとするべきなのです．選択の自発性のこうした状況の中で共同体の構成員，医師，看護師，病んだ人が関与することが重要なのです．

（フランコ・バザーリア（梶原　徹，訳）．否定された施設―精神科病棟開放化レポート：みすず書房；2022[1)]p21-2より）

　病院のスタッフだけでなく，すべての患者が自由に参加できる対話の場を開いたバザーリアは，この改革によって，患者が自らの意志で自由に選択し行動できるということ，また，他者と向き合い相互に運営する共同体に参加することができることを示しました．さらには，病院スタッフ側にも自由に考え行動する機会を与えることで，彼らが

縛られているヒエラルキーを脱し，患者と対等に協働することの重要性に気づかせ，組織文化を変容させることに成功したのです．このことは，モノ化されていた患者たちに「人間である」ことを返すことでもあったはずです．

　ゴリツィア精神科病院ではじめた精神医療改革を，バザーリアは1970年に就任したトリエステの精神科病院においても継続しました．この改革の流れはイタリア全土に広がっていき，ついに1978年，精神保健法（180号法）の制定という形で結実します．しかし，そのわずか2年後の1980年，バザーリアは脳腫瘍によってこの世を去りました．

　バザーリアは精神疾患の患者たちを「病者」である前に「人間」であると考えていました．ゴリツィア精神科病院で1962年にまず試験的に，閉鎖病棟を開放した後の患者たちの変化をバザーリアは次のように述べています．

　これらの人々（入院患者）の姿勢がまるで変わってきたのです．もはや狂人（folle）ではなく，私たちと関係をもつことのできる人間（uomo）になってきた．病人が第一に必要としているのは，病気の治療だけではなくて，他のさまざまなものだということを私たちは理解しました．治療者との人間的な関係，自身の存在に対する真の応答，そしてお金や家族が必要なのです．つまり，治療する私たち医者にだって必要なすべてのものが病人にも必要なのです．これが私たちの発見でした．病者は単に病者なのではなく，人間としてのあらゆる必要性をもった一人の人間なのです．

（松嶋　健．プシコ ナウティカ―イタリア精神医療の人類学：世界思想社；2014[2])p108より）

バザーリアが〈対話〉によってめざしたものとは，おそらく人間にとって真に重要なもの，すなわち，他者との人間的な関係や，存在に対して応答されること，すなわち，人間を「人間である」ようにさせるものだったのではないでしょうか．バザーリアが実践し達成した数々の業績は，〈対話〉には人間が人間らしくあるために必要なものを回復させるような可能性があることを私たちに示しているように思えます．

文　献
1)　フランコ・バザーリア（梶原　徹，訳）．否定された施設─精神科病棟開放化レポート：みすず書房；2022.
2)　松嶋　健．プシコ ナウティカ─イタリア精神医療の人類学：世界思想社；2014.

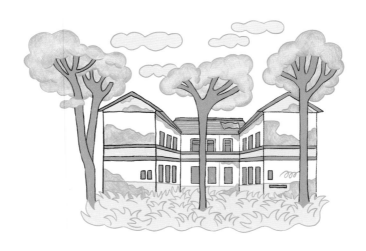

おわりに

　私が好きな映画監督の濱口竜介さんに『ハッピーアワー』という素晴らしい作品があります．その中で，ある作家（能勢こずえ）の作品に対して感想を述べる男性（公平），そしてそれに言葉を重ねる編集者（拓也）の対話の場面があります．

公平「こずえさんの小説，素晴らしいと思って聞きました．それ
　　　は本当です」
こずえ「はい」
公平「でも，僕はそこに何がしかの残酷さを感じ取りたい」
こずえ「残酷さ」
公平「僕の知る限り，この世界はもっと残酷なものです．風が木
　　　の間を抜けていくみたいに，一番大切なものが，ある日突然，
　　　奪い去られていく」
こずえ「ええ」
公平「そういう，世界の残酷さそのものが写し取られているものが，
　　　僕の読みたい小説なんだって，今日気づきました」
　　こずえ，公平を見る．拓也が口を開く．
拓也「作家は」
公平「はい」
拓也「何であれ，読者のオーダーに応える形で小説を書くべきで
　　　はないと思います」
公平「はい」
拓也「それがどれだけ，未熟なものであれ，作者は自分自身の世

界認識から，作品を立ち上げていく必要があると思います．
それをやらないんなら，つまり根っこがないってことです．作
者の成長は止まってしまう」

公平「はい」

拓也「僕は，彼女の小説がとても好きなんです．編集者としてこ
ういうことを言うのはあまりよくないかも知れないけど」

公平「いえ」

拓也「僕が彼女を一番信用している点は，世界は残酷なものだと
か，そういう定義の前に踏みとどまっていることです．彼女は
世界を見たままに書こうとする．それが彼女の根っこなんです．
もしかしたら，まだ色々なことを知らないのかも知れない」

拓也，こずえを見る．こずえも拓也を見る．

芙美がそれを見ている．

拓也「でも，いつか能勢さんの前に，公平さんの仰るような残酷
な世界が現れたら，能勢さんはその通りに書くと思います」

（濱口竜介，ほか．カメラの前で演じること―映画「ハッピーアワー」テキスト集成：左
右社；2016．p190-1より）

　ここには，〈対話〉の本質が見事に表現されています．公平にはこ
の世界に対してある定義が存在しています．それは「この世界は残酷
である」という定義です．一方，こずえは，拓也が指摘するように，
そうした定義の前に踏みとどまり，世界を自分自身が感じたままに表
現しようとする姿勢を保持しています．拓也は，小説作品というもの
は世界に対して何らかの言葉による定義を与える前に，ある意味，判
断停止をして，自分に知覚されるままにそれを表現するべきだと考え
ています．ここで「世界」を「他者」に入れ替えると，それは〈対話〉

について，私が感じていることと見事に符号します．〈対話〉とは，他者に対する何らかの定義の前に踏みとどまり，他者とのやり取りから感じられるものを素直に表現していくものである，と．

　私がこの本を通して，さまざまに伝えようとしてきたことは，この〈対話〉の定義に集約されるように思います．〈対話〉とは，他者や世界に対する終わりなき探求の過程であり，それは何らかのアプリオリ（前もって）の定義や概念にとらわれることなく，そのときそのときに知覚した世界を表現していくような旅であり，その結末は常に予測不能である．その大きな特徴は，他者とかかわるということ，複数の人の間でなされる行為であるということです．

　ハンナ・アレントは，言語活動が複数の人の間で行われる活動であり，その「複数性」こそに重要性を感じていました．アレントは人間の活動を，労働（labor）と制作（work）と行為（action）という３つに分類しました．そのなかでも「行為」だけが，複数の人間の間で行われる活動であり，〈対話〉とはこの複数性の中で，つまり他者を前提としてなされる行為です．複数性に関してアレントはこう述べています．

　行為には，なんらかの複数性が必要なのであり，しかもその複数性においては，なるほど誰もが同じ人間なのだが，それでいて誰一人として，過去，現在，将来における他のどの人間とも同じではない，という奇妙だが注目すべきあり方においてそうなのである．

（ハンナ・アレント（森　一郎，訳）．活動的生：みすず書房；2015. p13より）

　人間存在は他の誰とも同じでないという唯一性をもった存在ですが，〈対話〉という行為においてはその複数性から生み出される事象それ自

体が過去，現在，未来において唯一性をもったものとなります．そして，その〈対話〉という行為の結末は常に予測不能なものです．予測不能であるからこそ，〈対話〉という行為はその度ごとに唯一性をもち，そこに「意味」が生まれてきます．もし私たちの活動が常に予測可能なものであり，ある一定の法則性のもとにしかなされないものならば，そこから「意味」というものは消失してしまうでしょう．アレントは，人間の活動がこうした予測性や法則性に収斂されていくことに警鐘を発していました．たとえば，経済学や統計学で扱うような人間集団の「行動（behavior）」という概念からは，人間の例外的な行為，逸脱するような行為は外れ値として見捨てられてしまいます．しかし，人間にとって真に重要なものは，むしろ「例外」や「逸脱」としての個人の「行為（action）」なのであり，これは複数性の中で，唯一性をもち，常に予測不能な事象なのである，と．そして，その「行為」の代表的なものとして，人間の言語活動が想定されており，〈対話〉とはまさにそれなのです．

　私は〈対話〉という考え方に出会って，臨床におけるあり方が変わっただけではなく，日常における他者や世界との向き合い方が変わったように感じています．会話・対話・コミュニケーションは，私たちの日々の生活や臨床の現場において比較的頻繁に使われている用語だと思います．そこでは，たとえば「対立を解決するには対話が必要だ」とか「相手と合意するために対話をするべきだ」とか，「もっと当事者に寄り添うために対話を」とか，いろんな形で使われています．これらの文脈で使われている「対話」と，本書の文脈で使っている〈対話〉には，決定的な違いがあります．それは，対話というものを「道具」あるいは「戦略」として用いる姿勢と，そうではない姿勢という違いです．前者の姿勢で対話を用いる限りは，その目的はすでに決定されていると考えます．冒頭の小説作品の例え話で言えば，世界に対

する定義を前もって決定してしまっていると言えるでしょう．

　私たちは，他者（世界）を前もって定義せずに他者と対峙しやり取りすることができるでしょうか．そのとき，私たちはどのようなあり方ができるのでしょうか．本書で説明してきたことは，そのような過程でした．そして，それは非常にシンプルであるように見えて，それなりにむずかしいことなのだと思います．私たちは，他者を定義したり，カテゴライズしたりしてから他者と対峙するほうが楽だからです．他者に対して定義せずに対峙するとき，私たちはその都度，立ち現れてくる異質の「他者」に対して，常に唯一性をもつような仕方で応答し続けることになります．このような現存在（わたし）のあり方を，バフチンやレヴィナスは〈対話〉と呼んだのです．

　このように考えたときに，私たちにはまったく新しい地平が開けてきます．たとえ，あなたが何らかの専門家であったとしても，専門家としての判断や評価をいったん棚上げして，他者存在に，あなたという存在さながらに応答するときに〈対話〉が成立するからです．ここには戦略や道具性は存在しないため，その結末はあなたにとって常に予測不能なものになるでしょう．そこから，新たな「意味」が立ち上がってくるはずです．もしあなたが，専門家でないとしても，日常において接する他者に対して，あなたは常に何らかのカテゴライズをしています．そのカテゴリーや定義をいったん棚上げして，その他者存在から発せられる〈声〉に耳を傾けるとき，あなたにとってまったく新しい他者が立ち現れてくるはずなのです．

　〈対話〉を知れば知るほど，私は専門家としての道具を手放していくような感覚があります．しかしながら，道具というものがなくても，いや，道具がないからこそ世界と直に接してくようなリアルな感覚があります．そして，圧倒的にそのほうが日々の「現場」が面白いのです．皆さんにも，ぜひこの面白さを味わってほしいと思っています．

2章と3章で提示しているセッションは,
実際にあったケースに基づく架空のダイアローグです.

装画・イラスト/山里美紀子
装丁/山影麻奈
本文デザイン/相羽裕太（明昌堂）

ダイアローグ〈対話〉のはじめかた
——医療・福祉にかかわる人のための
　対話哲学レッスン　　　　　　　ISBN978-4-263-73222-9

2024年3月10日　第1版第1刷発行

　　　　　　　　　　　著　者　孫　　　大　輔

　　　　　　　　　　　発行者　白　石　泰　夫

　　　　　発行所　医歯薬出版株式会社

　　　　　　　　　〒113-8612　東京都文京区本駒込1-7-10
　　　　　　　　　TEL.（03）5395-7625（編集）・7616（販売）
　　　　　　　　　FAX.（03）5395-7624（編集）・8563（販売）
　　　　　　　　　https://www.ishiyaku.co.jp/
　　　　　　　　　郵便振替番号　00190-5-13816
　　乱丁，落丁の際はお取り替えいたします　　　印刷・三報社印刷／製本・榎本製本